SALUD HOLÍSTICA PARA TODOS

"MEJORA TU SALUD INTEGRAL DE MANERA INTELIGENTE"

GIOVANNI GOODMAN

Índice

Este libro, el cual está hecho en base a las últimas investigaciones realizadas, en distintos ámbitos del cuidado y mejora de la salud, la experiencia propia y a personas que lo han aplicado con bastante éxito en sus vidas. Todos los beneficios inherentes al cuidado de su salud lo ameritan no tenga duda de eso.

Cuando aplicamos métodos específicos para evitar el desgaste causado por los años (que no pasan en vano) enfermedades y dolencias que podemos evitar, que nos llevan a tener una vida miserable y con muchos gastos financieros. ¿Por qué no ser más inteligentes y cambiar nuestro estilo de vida, para evitar todos estos sufrimientos que padecemos por causa de nuestra pereza?

Como dice el dicho; *"es mejor prevenir que curar "*, aplicando estos métodos en su vida, obtendrá los beneficios que le ayudarán a tener una mejor salud y el bienestar que les brindará vida a sus años. Libérese de los hábitos nocivos que sólo le traerán enfermedades y penurias, cambiándolos por hábitos de vida que lo harán una persona más sana y feliz. No sea como las personas que llevan una forma de vida destructiva y desordenada, que sólo les traerá problemas de salud con el tiempo en sus vidas. Aprenda a prevenir hoy las enfermedades y dolencias que no desea padecer en el futuro. Cuidar su salud y la calidad de esta, es sólo su responsabilidad.

La actividad física y el deporte, actualmente se han transformado en una de las mejores medicinas naturales que le podemos brindar a nuestro organismo. Desde lo más básico y común como lo es caminar, hasta los deportes que requieren gran habilidad y destreza. Todos nos podemos beneficiar al realizar alguna actividad física, para mantener y mejorar nuestra salud y bienestar.

Realizar actividad física de forma frecuente, nos previene de una enorme cantidad de problemas de salud, tanto física, mentalmente, como así también emocionalmente. También, nos hace más fuertes y felices al ir mejorando nuestra salud y nos ayuda a sentirnos con más energía.

Diversos estudios han demostrado los variados beneficios de hacer ejercicio regularmente, en la prevención y mejoramiento de una serie de enfermedades, entre ellas; enfermedades del sistema circulatorio, diabetes, obesidad, cáncer, sólo por nombrar algunas. Otro de los beneficios que nos brinda el realizar actividad física regular, es que nos ayuda a crear la *"neurogénesis"* en el cerebro. Es decir, la creación de nuevas neuronas que se incorporan al entramado cerebral, evitando o retrasando de esta manera; la demencia, el alzhéimer y otras enfermedades neurodegenerativas que afectan y deterioran a nuestro sistema nervioso central.

En la parte mental y emocional el realizar ejercicio frecuentemente, nos puede ayudar a evitar la depresión y el estrés (tan de moda en nuestros días) y nos ayuda a sentirnos bien, al liberar endorfinas en el torrente sanguíneo. También nos ayuda a tener nuestra autoestima alta y más confianza, para enfrentar la vida de una mejor manera y con optimismo. Por eso mover su cuerpo, le hará mejorar su salud y tener una mejor calidad de vida para usted y los suyos.

Actividad física para prevenir enfermedades

Actualmente, se ha acumulado una serie de estudios realizados, que demuestran los variados beneficios que se obtienen al realizar actividad física regular, en la prevención y disminución de muchas enfermedades que nos afectan. Sólo con 30 minutos de caminata o de su deporte favorito al día o 4 veces por semana como mínimo, ya estamos acelerando nuestro organismo y beneficiándonos de sus procesos, para tratar y prevenir diversas enfermedades que nos puedan afectar.

Enfermedades del sistema circulatorio: El ejercicio físico es fundamental para poder mantener la salud del sistema circulatorio. Según varias investigaciones científicas llevadas a cabo, el ejercicio físico ha demostrado una reducción del riesgo de sufrir un infarto al miocardio en un 38% aproximadamente, en los individuos activos con relación a los sedentarios. Con respecto al corazón disminuye la frecuencia cardiaca en reposo, y eleva la cantidad de sangre que bombea el corazón. De esta forma, la eficiencia cardiaca es mayor gastando menos energía para funcionar.

Por otro lado, al estimular la circulación en el musculo cardiaco, repartimos sangre rica en oxígeno y nutrientes a todo nuestro organismo. También se ha demostrado que contribuye a disminuir la presión arterial, disminuye la formación de los coágulos en las arterias, evitando de esta manera la ocurrencia de infartos y trombosis cerebrales. Al acelerar nuestro metabolismo mediante el ejercicio físico, aumentamos la capacidad de aprovechamiento del oxígeno en sangre, ayudando a mantener en buenas condiciones nuestras venas y arterias, mejorando notoriamente nuestra salud cardiovascular.

Actividad física previene la diabetes: Otra de las enfermedades modernas que actualmente la padecen millones de personas en el mundo, es la Diabetes. Debido a los malos hábitos alimenticios y al sedentarismo que actualmente impera en nuestra sociedad, debido a muchos factores. Esta enfermedad se ha transformado en una epidemia a nivel mundial, disminuyendo la calidad de vida de las personas que la padecen.

Sólo cambiando nuestra dieta y realizando actividad física regularmente, lograremos mejorías notables en caso de padecer esta enfermedad, o la evitaremos en el caso de no tenerla. Al hacer ejercicio, estaremos acelerando nuestro metabolismo y quemando azúcar del torrente sanguíneo que utilizaremos como combustible. De esta manera mantendremos los niveles de glucosa en sangre más estables.

Por eso realizar ejercicio físico, es fundamental para poder controlar esta enfermedad, que afecta desde niños hasta personas de la tercera edad. Utilice el deporte como terapia para controlar o prevenir esta enfermedad y al poco tiempo notará los beneficios que le aporta en su salud y bienestar. Sólo con 15 a 30 minutos al día de caminata, o cualquier otro tipo de actividad que le ayude a acelerar su metabolismo, ya estará obteniendo los resultados esperados.

Previene y controla la obesidad: La obesidad es un problema endocrino metabólico muy frecuente en nuestra sociedad, personas de distintas edades y condiciones sociales la padecen actualmente en el mundo. Al consumir más energía de la que se ingiere atreves de los alimentos, nuestro organismo acumula el excedente no utilizado en forma de grasa, líquidos y toxinas, lo que termina produciéndonos sobrepeso y obesidad, además de varias dolencias asociadas.

La comida chatarra (tan ampliamente consumida hoy en día) de escaso valor nutricional y con un alto aporte de calorías, en forma de azucares simples, grasas saturadas, sal y además varios componentes y aditivos potencialmente cancerígenos. Son una de las principales causas de la obesidad, además del sedentarismo.

Hay personas que debido a la naturaleza de sus trabajos o rutinas realizan poca actividad física, los taxistas, oficinistas, etc. Estas personas están expuestas a sufrir de obesidad y sobrepeso. Sin embargo, todos nos podemos beneficiar al realizar alguna actividad física moderada. El oficinista en vez de subir por el ascensor debería subir por las escaleras para acelerar su metabolismo y quemar calorías. A los conductores caminar para ir a comprar a la tienda cercana a su hogar en vez de usar el automóvil, no les haría nada de mal para perder un poco de peso y mejorar su salud.

Los niños más que nunca sufren de obesidad en los países desarrollados y en vías de desarrollo, por sus malos hábitos alimenticios y por pasar muchas horas sentados viendo la TV, en juegos electrónicos y en las famosas redes sociales, sin siquiera levantarse para estirarse un poco, comiendo en exceso comidas procesadas y refrescos con elevadas cantidades de azucares, sin duda un coctel tóxico para el organismo.

Los gobiernos gastan actualmente muchos millones de dólares tratando de prevenir la obesidad en la sociedad. Pero por lo visto, el poder económico de las grandes empresas es más fuerte y su comida basura logra triunfar. Generando personas adictas a su comida lo que genera un círculo vicioso entre sedentarismo y mala alimentación. Caminar y muchas otras actividades físicas son gratis y le ayudaran con sus problemas de obesidad y sobrepeso y logrará mejorar su salud de muchas maneras.

Si es una persona sedentaria y con problemas de sobrepeso, comience de apoco a realizar actividad física regularmente, si es posible consulte con un especialista o su médico de confianza para que lo asesore en su condición en especial. Mentalícese para realizar alguna actividad física diariamente, mejore su alimentación y su salud se lo agradecerá enormemente.

Ejercicio físico contra el cáncer: El cáncer es otra de las enfermedades más extendidas actualmente, llevándose la vida de millones de personas anualmente en todo el mundo y dejando millones de dólares en pérdidas en la sanidad pública. También en esta terrible enfermedad, juegan un papel importante los hábitos de vida de la persona, siendo los principales la mala alimentación y el sedentarismo.

Está comprobado que hacer ejercicio, puede ayudarle a disminuir el riesgo de padecer cáncer. Por eso ejercitarse en forma regular, es una de las maneras de mejorar su salud y ayudar a prevenir varios tipos de canceres, entre ellos; el de mama, cáncer de colon, endometrio, pulmón, por citar algunos. Además, si la persona ha padecido cáncer, el ejercicio físico le puede ayudar a evitar su recurrencia.

Estudios realizados por oncólogos han demostrado que el ejercicio físico moderado como caminar, jugar al tenis, bailar, la natación, etc., son muy buenos para controlar el peso y prevenir el cáncer al realizarlos regularmente. Al oxigenar nuestro organismo mediante la práctica deportiva, estamos privando el avance del cáncer, ya que se ha comprobado que este no puede vivir en ambientes ricos en oxígeno. Puede realizar 150 a 200 minutos de su actividad favorita a la semana, o simplemente caminar 4 veces a la semana de 30 a 40 minutos y vera los resultados positivos en su salud.

Para las personas sedentarias es recomendable empezar con sólo 10 minutos de actividad física al día, hasta ir mejorando y aumentando la cantidad de tiempo dedicado al deporte. También sería recomendable que realizara ejercicios de resistencia, como sentadillas, levantamiento de pesas livianas, que le ayuden a tonificar su cuerpo para obtener mejores resultados en su objetivo.

Por esta razón, utilice el deporte y la actividad física regularmente para tratar y prevenir estas y otras muchas enfermedades que nos puedan afectar, y al poco tiempo logrará mejorar su salud y su calidad de vida, si lo transforma en un hábito. Si es una persona sedentaria o ha estado mucho tiempo sin realizar ninguna actividad deportiva, y tiene dudas de cómo empezar con alguna rutina de ejercicios.

Apúntese en un gimnasio o consulte con un especialista para que lo asesore en alguna rutina de ejercicios, que sea acorde a su condición de salud y capacidad de realizar ejercicio previa evaluación.

Mejora la flexibilidad

La flexibilidad y elongación del cuerpo es una de las actividades físicas que más pasamos por alto. Sin embargo, los beneficios que le proporciona a nuestro cuerpo son incuestionables. La elongación nos ayuda para aumentar la frecuencia cardiaca, eleva la temperatura de los músculos antes de realizar alguna actividad física, previniendo lesiones, lubrica las articulaciones previniendo daños.

Se puede lograr mayor rendimiento, fuerza y resistencia física, mayor ventilación pulmonar, disminuye el cansancio y nos predispone psicológicamente al esfuerzo físico, entre otros beneficios. Lo ideal es practicarlo antes y después de realizar alguna actividad deportiva, por lo menos entre 5 a 10 minutos de elongación, sería suficiente para obtener los beneficios esperados.

También, realizar elongaciones frecuentemente puede ayudar a corregir las malas posturas corporales. Se entiende por flexibilidad la capacidad de desplazamiento de una articulación o una serie de articulaciones, a través de una amplitud de movimiento completo sin restricción ni dolor.

Tener flexibilidad es muy importante para la buena salud corporal y al realizar algún deporte, tendremos nuestro cuerpo más capacitado para las exigencias deportivas. Con el sedentarismo y al ir envejeciendo, vamos perdiendo flexibilidad lo que conlleva a varias dolencias físicas, que se pueden tratar al realizar estiramientos diarios.

Los beneficios asociados a un buen programa de estiramientos y elongación le ayudaran a mantener una buena postura corporal, a evitar problemas en la columna vertebral, rigidez de las caderas y desgaste del cartílago articular.

Al liberar la tensión de los músculos le permite restablecer toda la función neuromuscular, devolviéndole a este su tono adecuado y su capacidad de contracción para realizar movimientos. También nos permite aumentar la agilidad como consecuencia de la mejor coordinación, permitiéndonos movernos con mayor soltura y seguridad.

Practicar el *"yoga"* es una de las mejores maneras de aumentar nuestra flexibilidad en general, si es posible inscríbase en clases de yoga para mejorar esta cualidad que vamos perdiendo con el correr de los años y el sedentarismo. O aprenda y practique en casa las asanas o posturas del yoga, aprendiendo mediante videos tutoriales que puede encontrar fácilmente en internet, pero siempre dentro de sus capacidades físicas actuales, para evitar lesiones por falta de práctica.

Siempre comience con posturas básicas y sencillas hasta ir adquiriendo gradualmente más experticia que lo puedan llevar a realizar posturas más complejas. Su cuerpo y su mente se lo agradecerán. El Pilates es otro método efectivo para mejorar la flexibilidad corporal, le ayuda a aumentar la movilidad muscular y evitar lesiones en las articulaciones. Si le es posible inscribirse en clases de pilates, para mejorar su flexibilidad y elasticidad muscular, sería magnífico para su salud y bienestar.

Ejercicios de resistencia aeróbica y anaeróbica

Realizar ejercicios de resistencia anaeróbica y aeróbica, es una de las mejores maneras de mejorar su sistema cardiovascular y tonificar su cuerpo, fortaleciendo su salud. La actividad física en general es muy beneficiosa para el organismo y nos ayuda a evitar una serie de dolencias y enfermedades que nos pueden afectar.

Con el pasar de los años, vamos disminuyendo la masa muscular y nuestra capacidad cardiovascular, se ve muy limitada como consecuencia de esta disminución, perdemos fuerza y nos sentimos más débiles y con menos energía. También, los huesos se ven muy afectados por la pérdida de masa muscular, al tener que soportar una mayor carga de trabajo, es más factible sufrir lesiones y enfermedades degenerativas en los huesos.

El corazón como principal motor cardiovascular, disminuye su capacidad de trabajo y no bombea la suficiente sangre rica en oxígeno y nutrientes, que recorra de forma eficiente las arterias y venas de nuestro organismo, afectando de esta manera nuestra salud. Con solo 3 a 4 sesiones por semana de ejercicios de resistencia anaeróbica de 30 a 40 minutos por sesión de trabajo. Y 15 a 20 minutos de actividad cardiovascular.

Lo ideal sería realizar los ejercicios de resistencia muscular y cardiovascular en la misma sesión de trabajo, primero el ejercicio muscular y posteriormente el cardiovascular, previa serie de estiramientos, para obtener los mejores resultados posibles. Todo depende del esfuerzo realizado en las ganancias que obtendremos, pero para mantenernos en buena forma física, no es necesario realizar tanto trabajo físico, sino que, con una buena planificación, podrá mantenerse en forma y mejorar su salud.

Otro aspecto importante del entrenamiento de resistencia muscular y cardiovascular es que nos permite vernos más jóvenes, al renovar constantemente las fibras musculares por fibras más nuevas y fuertes, e ir eliminando las grasas acumuladas en el organismo, vemos ralentizado el proceso de envejecimiento corporal.

Es normal ver a personas que practican frecuentemente deportes de resistencia cardio muscular que, al compararlos con sus amistades de la misma edad, para ver las diferencias en cómo han envejecido y en el aspecto físico que presentan. Los que practican deporte frecuentemente se ven mucha más joven y saludable y con buena apariencia, mientras que los sedentarios están más envejecidos y con muchas dolencias por la falta de actividad física.

Realizar este tipo de entrenamientos como ser; el levantamiento de pesas, trabajo de resistencia y actividades cardiovasculares, las podemos realizar en un gimnasio, que sería lo ideal para ser asesorados por un instructor experto, que nos guie en los ejercicios si somos principiantes. O en el hogar y en plazas, en donde hay aparatos para realizar este tipo de ejercicios.

Al apuntarse en un gimnasio lograremos mejores resultados, ya que contaremos con la guía de un instructor calificado que previa evaluación física, nos prepare una rutina de ejercicios que se adapten a nuestra condición actual. Y por contar con todo el equipo necesario, para ir progresando paulatinamente en nuestra capacidad física y mejoramiento de nuestra salud.

También, realizar ejercicios en casa es una buena opción, podemos utilizar nuestro propio peso corporal para realizar sentadillas, flexiones de brazos, dominadas, saltar la cuerda, etc. Si podemos comprar un set de mancuernas sería lo ideal, para poder realizar una mayor cantidad de ejercicios en casa, no son muy caras y son una buena inversión, que nos harán mejorar nuestra condición física y salud.

Trate de trabajar todos los grupos musculares, especialmente los grupos más grandes como ser, cuádriceps, pectorales, espalda, abdominales, brazos, hombros. De esta forma mantendremos nuestro cuerpo tonificado y en buenas condiciones físicas.

Rutina de entrenamiento sugerida

Una buena rutina para trabajar en casa o en el gimnasio, seria realizar entrenamientos de circuito para comenzar. Es decir; entrenar todos los grupos musculares en cada sesión, de entre 30 a 45 minutos por sesión de entrenamiento (**dependiendo de la condición física que se tenga**). Realizar la rutina entre 3 a 4 veces por semana y lograremos grandes avances. A continuación, una rutina sugerida de entrenamiento en circuito:

**Lunes**: 3 series de sentadillas o flexiones de piernas de entre 20 a 30 repeticiones con el peso corporal. De 2 a 3 series de elevaciones de talones de 25 repeticiones para trabajar pantorrillas. Realizar 3 series por brazo, de remo para espalda con mancuernas (si tiene las mancuernas) de entre 12 a 15 repeticiones, con peso moderado para su condición. De 3 a 4 series de abdominales de 15 a 20 repeticiones.

Martes: 3 series de flexiones de brazos o press de banca con barra, de entre 12 a 16 repeticiones para trabajar brazos y pectorales. De 2 a 3 series de press militar con mancuernas o barra para trabajar hombros, de entre 10 a 15 repeticiones con peso moderado. De 2 a 3 series de press francés con mancuernas, para trabajar tríceps de entre 12 a 15 repeticiones. Realizar 3 series de curl para bíceps con mancuernas o barra de 12 a 16 repeticiones.

Miércoles: Descanso, procure descansar y alimentarse bien, para obtener los mayores beneficios a su programa de entrenamiento físico.

Jueves: De 2 a 3 series de prensa para trabajar piernas o de sentadillas con peso corporal, de entre 20 a 25 repeticiones. De 2 a 3 series de estocadas o tijeras para piernas de 12 a 15 repeticiones (con peso corporal o con peso moderado al realizarla con barra). De 3 a 4 series de remo con barra para espalda o con mancuernas de 12 a 15 repeticiones con peso moderado.

De 2 a 3 series de dominadas con peso corporal (si puede ejecutarlas) o realizadas en aparato de poleas, de entre 10 a 12 repeticiones. De entre 3 a 4 series de planchas o abdominales isométricos, de entre 20 a 30 segundos en cada repetición.

Viernes: 3 a 4 series de pres con barra o flexiones de brazos de entre 12 a 15 repeticiones. De 2 a 3 series de pres inclinado con barra o flexiones de brazos en ángulo inclinado, de entre 12 a 15 repeticiones. De 2 a 3 series de elevaciones laterales con mancuernas o con cable en máquina, de entre 12 a 15 repeticiones para trabajar hombros, realizadas con peso ligero. De 3 a 4 series de curl con mancuernas o barra para bíceps, de entre 12 a 15 repeticiones, con peso liviano a moderado. De 2 a 3 series de abdominales con giros, de entre 20 a 25 repeticiones.

Sábado y Domingo: Descanso o puede realizar ejercicio cardiovascular moderado al aire libre, si usted es una persona activa. El lunes se comienza con el ciclo nuevamente.

Con esta rutina casera o realizada en el gimnasio, ya estaremos trabajando y fortaleciendo todo nuestro cuerpo, y mejorando nuestra condición física. Esta rutina la puede realizar durante 3 semanas y hasta 1 mes, después puede pasar a trabajar por grupo muscular, es decir; el lunes trabajo de piernas y abdominales, martes espalda y bíceps, miércoles descanso, jueves pectorales, tríceps, hombros y abdominales, viernes piernas y abdominales, sábado y domingo descanso. El lunes comienza con la rutina que correspondería el martes, se va corriendo al día siguiente por semana.

Esta rutina la puede modificar según vaya aumentando su nivel, y adquiriendo mayor experiencia en los ejercicios, sólo es una referencia para comenzar, pero todo depende de su condición física actual. Si es una persona sedentaria que nunca ha realizado ejercicio físico, o hace mucho que no los realiza, sería recomendable disminuir la cantidad de series y repeticiones, hasta poder adaptarse y realizar la rutina recomendada en forma más cómoda y manejable. Lo importante es no lesionarse realizando los ejercicios por falta de experiencia en su ejecución, o por falta de fuerza y capacidad para realizarlos.

Puede cambiar el orden de los días de las rutinas, pero trate de realizarlas entre 3 a 4 veces por semana como mínimo. Si pudiera realizar ejercicios aeróbicos después de terminar su rutina anaeróbica, estaría maximizando los beneficios, al ayudar a quemar las grasas acumuladas en el cuerpo.

Con sólo 10 a 15 minutos de caminata, bicicleta, saltar la cuerda o el ejercicio cardiovascular que más le guste, estará mejorando notablemente su capacidad física y salud. Otra cosa importante es descansar lo suficiente para recuperar y reparar las fibras musculares doloridas, ya que es en el descanso donde lograremos fortalecernos y aumentar nuestra masa muscular y mejorar cardiovascularmente.

El sobre entrenamiento es muy perjudicial para el cuerpo, ya que nos predispone a lesiones musculares y de huesos y a niveles bajos de energía por falta de recuperación. No hay que olvidar que la buena alimentación es fundamental para obtener los resultados esperados.

Aparte de los beneficios en la salud física y en la mejora estética corporal. La actividad física también nos ayuda a tener una buena salud mental, al renovar e incrementar el número de neuronas cerebrales al activar la neurogénesis, es decir; la creación de nuevas neuronas que se incorporan a la materia gris. Aumentando de esta manera, la mejora cognitiva de la persona y evitando enfermedades neurodegenerativas. Diversos estudios han demostrado que el ejercicio físico realizado frecuentemente, disminuye la ocurrencia de padecer el mal de Alzheimer, demencia, entre otras.

Al oxigenar el cerebro mediante la práctica deportiva, se produce en el hipocampo el factor neurotrópico derivado del cerebro o BDNF. Este factor neurotrópico es conocido, por tener un papel importante en la sobrevivencia de las neuronas, es decir que crea un ambiente más hospitalario para que sobrevivan y proliferen las nuevas neuronas creadas. Por eso los efectos del ejercicio en los procesos de la cognición, son tan importantes y fundamentales, para mantener la salud de nuestro cerebro en óptimas condiciones.

Una de las claves principales para sentirse y verse bien, es el ejercicio y la actividad física realizada de forma frecuente. En donde logre realizar ejercicios de resistencia muscular, cardiovascular y ejecutar elongaciones que aumenten nuestra flexibilidad, antes y después de finalizada la actividad física. Si lo hace un hábito de vida, será una de las mejores decisiones que tomará en su vida, ya que los beneficios que obtendrá serán; una mejor salud, se verá más joven y con mejor aspecto. Además, de ayudar a liberarnos del estrés y mejorar nuestro estado emocional.

La buena alimentación y nutrición, es uno de los pilares fundamentales para mantener nuestra salud en óptimas condiciones, evitar múltiples enfermedades y vernos con un buen aspecto. Resulta incuestionable que si tenemos buenos hábitos alimenticios nos sentiremos muy bien, tanto física, mental como emocionalmente.

Las personas que por diversos motivos no tienen una buena alimentación, generalmente sufren de varios problemas de salud como, por ejemplo; la obesidad, diabetes, cáncer, entre varias otras enfermedades. Ya que somos lo que comemos, tenemos que darle a nuestro cuerpo la mejor calidad posible de nutrientes, vitaminas y minerales necesarios para que pueda regenerarse y reparase de la mejor forma posible. Elijamos los alimentos que consumimos de forma inteligente y no negligente.

Tenemos a nuestra disposición una abundante serie de alimentos de la que podemos beneficiarnos. Comience a tomar consciencia de sus hábitos alimenticios, tal vez ahí pueda estar la respuesta para alguna dolencia que estuviera padeciendo actualmente. No olvidemos que, como adultos, somos los únicos responsables de lo que comemos y de lo que le damos de comer a nuestros hijos. Los niños que son nuestro mejor tesoro están expuestos generalmente a una muy mala alimentación, por nuestros malos hábitos alimenticios.

Que muchas veces no satisfacen sus necesidades de aporte de nutrientes de calidad, para su completo desarrollo. Organice su dieta y nutrición de una forma más inteligente y saludable, y aléjese de los malos alimentos que sólo lo perjudicarán.

La comida chatarra y el alcohol nos destruyen: La comida chatarra que la encontramos en todas partes en nuestra sociedad moderna, cargada con altas dosis de azúcares, sal, grasas saturadas y componentes artificiales altamente cancerígenos para el organismo, son una bomba de tiempo que más temprano que tarde, socavarán nuestra salud y bienestar.

Esta comida con escaso valor nutritivo y que aporta altas calorías, para muchas personas se transforma en un vicio muy nocivo, que les cuesta mucho trabajo poder dejar. Pero con fuerza de voluntad y siguiendo una dieta más sana, que nos aporte todos los nutrientes que necesitamos, según nuestra edad y actividades que realizamos. Podremos mejorar nuestra forma física y mantener un peso corporal más saludable.

En los países desarrollados y en vías de desarrollo, es casi normal ver a personas con sobrepeso y mórbidas en las calles. La cantidad de personas obesas en todo el mundo a la fecha asciende a la cantidad de 2200 millones de personas, en donde los Estados Unidos lideran con la mayor cantidad de obesos, dentro de los 20 países más poblados del mundo.

Cada vez, son más los niños obesos y con enfermedades asociadas que, por negligencia o ignorancia de sus padres en temas alimenticios, en vez de comer una manzana o frutas, sólo comen alimentos procesados y refrescos con elevadísimas cantidades de azúcar, generando cada vez niños más obesos y diabéticos en nuestra sociedad. La comida chatarra con escaso valor nutricional y con altas calorías, generan millones de muertes relacionadas con enfermedades en el mundo. Las cifras son alarmantes y van en aumento año tras año.

El consumo de alcohol hoy en día es un problema a nivel mundial que mata a millones de personas anualmente en todo el mundo, ya sea por enfermedades relacionadas o por accidentes automovilísticos y de otra índole provocada por el consumo abusivo de alcohol. Los jóvenes cada vez se inician en este mal hábito con mayor frecuencia y a menor edad.

Distintos problemas o situaciones pueden llevar a las personas a seguir este destructivo hábito. Pero el deterioro en la salud de los que abusan del alcohol es rápido y muy notorio, llegando a producir cirrosis hepática con el tiempo. La ingesta de alcohol en exceso como es sabido, también nos brinda una alta dosis de azúcares y calorías vacías, que no nos aportan en nada y sólo empeoran nuestra salud. La combinación de bebidas alcohólicas más la comida chatarra, son una bomba muy perjudicial para nuestro cuerpo, deshidratándonos y quitándonos vitaminas y minerales importantes para el buen funcionamiento del organismo.

No deje que el exceso de alcohol le traiga problemas en su salud y en su vida.

Mejora tu alimentación

Aprenda a seguir una alimentación equilibrada diariamente, consumiendo alimentos que le aporten todos los nutrientes fundamentales a su cuerpo, de acuerdo con su sexo, edad, nivel de actividad y salud. Con una dieta saludable logrará; aumentar sus defensas, le ayudará a prevenir ciertos tipos de cáncer, previene la pérdida de masa ósea (osteoporosis) su corazón se verá favorecido, su rendimiento mental mejorará y se verá con una mejor apariencia.

Una buena dieta sería consumir frutas y verduras durante el día, que contienen fibra, vitaminas y minerales. Las grasas saludables como las del pescado, aguacate y las que nos proporcionan los frutos secos (son excelentes fuentes de grasas omega 3 muy beneficiosos para nuestro cerebro). Los carbohidratos que contengan fibra, como ser; el pan integral, arroz integral, avena, etc., pero trate de consumirlos en cantidades moderadas.

Alimentos que contengan proteínas como ser; las carnes (prefiera las carnes blancas y el pescado en vez de carnes rojas) leche y sus derivados (pero no se exceda ya que contienen grasas y colesterol), las legumbres también son una buena fuente de proteínas que nos regala el reino vegetal, además de aportarnos vitaminas y minerales.

Trate de tomar 2 litros de agua por día como mínimo. Si es deportista o realiza actividad física, deberá aumentar la cantidad de agua que consume para lograr hidratarse correctamente. Consuma agua lo más pura posible, no bebidas ni jugos, ya que estos por la gran cantidad de azúcar y compuestos artificiales que contienen, sólo lo deshidratarán o consuma jugos naturales hechos por usted mismo.

Aliméntese de 4 a 5 veces al día cada 3 horas aproximadamente, con un desayuno abundante y vaya disminuyendo la cantidad de calorías que consume, hasta llegar a su última comida del día. Su última ingesta calórica debe ser liviana, para tener un buen sueño y no acumular grasas durante las horas de ayuno nocturno. Ya que al dormir el metabolismo se ralentiza y un exceso de calorías, sólo perjudicaría el buen funcionamiento del sistema digestivo a esas horas de descanso.

El desayuno debería ser la comida más importante del día, después de varias horas de ayuno por la noche, nuestro organismo necesita recargarse de energía para comenzar de buena manera la jornada. Un buen desayuno sería consumir carbohidratos para la energía, la avena y el pan integral son excelentes para comenzar la mañana.

La avena se puede combinar con leche de almendras que es más sana y alimenticia, un plátano y miel o un poco de queso con pan integral, serían suficientes como desayuno fortificante. A media mañana puede consumir una pieza de fruta a su elección. Durante el almuerzo puede consumir un poco de arroz integral con huevo o carne de pollo, pavo o pescado, no olvide algún tipo de ensalada variada a su gusto para complementar.

A media tarde puede consumir un poco de frutos secos como las almendras, nueces, pistachos o maní (el maní consúmalo natural y no salado). Su comida final debe ser liviana, una ensalada a su gusto con un huevo cocido o aguacate y un vaso de té verde, serían ideales para tener un sueño relajado.

Como se dijo anteriormente consuma agua como mínimo 2 litros diarios para mantenerse hidratado. Ya que nuestro organismo está compuesto en su mayor porcentaje de agua, si no consumimos el agua necesaria nuestro cuerpo no podrá realizar sus funciones en forma óptima, además que nuestra piel se resiente mucho por la falta de líquidos, acelerando su envejecimiento y la consecuente aparición de arrugas.

El café, té y demás brebajes, no los considere dentro de los 2 litros de consumo diario de agua. No olvide consumir como mínimo 1 o 2 veces por semana las legumbres (tiene gran variedad de legumbres para elegir preparando ensaladas o comidas). Consuma fruta fresca todos los días, incluya cítricos como las naranjas, mandarinas, pomelos, limones, fresas, arándanos, frambuesas, que contienen grandes cantidades de vitamina C y E que son un importante antioxidante, que nos ayudara a evitar la oxidación celular producida por los radicales libres. En las carnes prefiera el pescado (**rico en grasas buenas o grasos omega 3**), el pavo o el pollo, que contienen menos cantidad de grasas saturadas y colesterol que las carnes rojas.

En los lácteos consuma moderadamente queso, leche y yogurt, con un porcentaje bajo de grasa, para que no las acumule en su organismo y llene sus arterias de colesterol. En las verduras consuma siempre frescas las de temporada, los tomates, lechugas, coliflor, brócoli, pepino, repollo, etc., son excelentes para ensaladas saludables y nos brindan una gran cantidad de vitaminas, minerales y antioxidantes.

Tener una alimentación equilibrada, nutritiva y saludable, es una de las mejores maneras de mantener y mejorar su salud. Trate de evitar en todo lo posible consumir alimentos procesados y comida chatarra, los alimentos fritos elimínelos por completo o disminuya en lo más posible su ingesta.

Evite en todo lo posible el exceso de alcohol (pequeñas cantidades como el vino tinto de calidad en las comidas es recomendable), ya que sólo le aportaran calorías vacías que perjudicarán su salud, como se explicó anteriormente. El comer muy tarde por la noche (**por lo menos 2 a 3 horas antes de ir a dormir y pocas calorías**) no le permitirán tener un sueño de calidad, al encontrarse su sistema digestivo sobrecargado de trabajo.

Cuando hablamos de nutrición, no sólo se refiere al consumo de alimentos y líquidos para mantener en óptimas condiciones nuestro organismo. La respiración es otra forma de nutrición que la pasamos muy por alto. Sin consumir alimentos podemos sobrevivir durante semanas e incluso algunas personas durante meses.

Sin beber agua tan sólo podemos sobrevivir unos días, pero sin respirar sólo podremos sobrevivir minutos antes de desfallecer. Por esta razón, la buena respiración debería ser de vital importancia para nutrir de oxígeno todo nuestro cuerpo.

Suplementos para mantenerse en forma

Otra buena alternativa para obtener los nutrientes, vitaminas y minerales necesarios para su organismo. Es a través de los suplementos nutricionales, que son muy fáciles de conseguir. Si sufre de carencias en los nutrientes necesarios en su dieta, puede consumir suplementos. Entre la abundancia que encontrará en el mercado, debe elegir los que sean más naturales posibles. Ya que no quiere consumir aquellos que contienen compuestos perjudiciales para su salud. Entre los suplementos recomendados, están las vitaminas del complejo B.

Vitaminas del complejo B: La carencia de vitaminas y minerales en la alimentación moderna es una realidad. Ya que se consumen muchos alimentos procesados, con muchas calorías y carentes de las vitaminas y minerales esenciales. Muchas enfermedades y dolencias surgen por esa carencia. Entre las principales vitaminas que debe consumir están las del complejo B, que son vitales para su sistema nervioso. Además de ser recomendadas para aumentar la energía en el organismo, ya que su carencia genera cansancio y fatiga. Este grupo lo conforman 8 vitaminas, de las cuales veremos sus principales características.

Vitamina B1 (tiamina): Su función principal en el organismo es convertir el azúcar de nuestra ingesta en energía. Es muy importante para la buena actividad del corazón, el sistema nervioso y los músculos. Entre los alimentos en la que encontramos la vitamina B están; Los cereales integrales, los pescados como la trucha y atún, en los frutos secos y semillas, los huevos, legumbres, entre otros. La cantidad diaria de tiamina para adultos recomendada es de 1 mg – 1,2 mg.

Vitamina B2 (riboflavina): La riboflavina es muy importante en varias funciones del organismo. Ayuda a la formación de glóbulos rojos en la sangre, permite absorber las proteínas, las grasas y carbohidratos que los transforma en energía. La vitamina B2 la encontramos en los lácteos, cereales, legumbres, carnes, vegetales de hoja verde, huevos, etc. La cantidad recomendada en adultos es de 1,3 mg – 1,6 mg.

Vitamina B3 (niacina): Es muy importante para la buena función del sistema digestivo, sistema nervioso y la piel. Además, transforma los alimentos en energía para el organismo. Si la consume diariamente le ayudará a reducir el colesterol o mantenerlo estable. También, la niacina está relacionada en la desintoxicación del organismo, la creación de hormonas sintetizadas como las sexuales y las relacionadas al estrés. Se encuentra en los pescados, huevos, frutos secos y semillas, el arroz, las legumbres, entre otros alimentos. Su cantidad diaria recomendada para adultos es de 14 mg – 18 mg.

Vitamina B5 (ácido pantoténico): Es muy importante en la respiración celular, además de contribuir a la función metabólica y la síntesis de las proteínas, carbohidratos y grasas. También es excelente para la salud de la piel y uno de los componentes de la coenzima A. La encontramos en las carnes, legumbres, huevos, frutos secos, jalea real, etc.

La cantidad recomendada diaria para adultos es de 5 mg.

Vitamina B6 (piridoxina): Es muy importante para el sistema nervioso ayudando a su activación. También es esencial en la formación de hemoglobina, que transporta oxígeno a la sangre y a la generación de anticuerpos, para combatir los patógenos externos que atacan al organismo.

También, ayuda a generar energía que potencia a los músculos, mejorando el rendimiento físico. Liberando glucógeno almacenado en el hígado cuando es requerido. Entre los alimentos que contienen piridoxina están; las legumbres, los aguacates, las carnes, frutos secos y semillas. La dosis diaria recomendada de esta importante vitamina es de 1,2 mg – 1,5 mg.

Vitamina B7 (biotina): También conocida como vitamina H, participa en la función metabólica y es fundamental en la síntesis de las proteínas, las grasas y los carbohidratos, que se transforman en energía para el organismo. Es importante para la buena salud del cabello, las uñas y la piel. Su carencia en la dieta hace que el cabello se caiga, y la piel pierda brillo y agua, también las uñas se debilitan. La encontramos en varios alimentos entre ellos; las carnes, los huevos, los frutos secos, las legumbres, las frutas, las hortalizas, el pescado y productos lácteos. La recomendación diaria para adultos es de 30 mg.

Vitamina B9 (ácido fólico): Entre las principales funciones del ácido fólico están el crecimiento y reparación de tejidos celulares y la producción de ADN. Para las embarazadas es una vitamina muy importante, para el desarrollo del feto y debe ser consumida en mayores cantidades de lo normal durante el embarazo. Entre los principales alimentos que la contienen están; las frutas cítricas, las legumbres, las verduras de hoja verde. La dosis diaria recomendada para un adulto es de 300 mcg (microgramos).

Vitamina B12 (cobalamina): La vitamina B12 ayuda al mantenimiento del sistema nervioso, la producción de glóbulos rojos y la utilización de las proteínas en el organismo. Esta vitamina la encontramos en los mariscos, los lácteos, los huevos, el hígado y la carne.

No es posible obtenerla de los vegetales, por lo que los vegetarianos deben consumirla mediante suplementos para evitar su carencia.

Su dosis diaria recomendada en adultos es de 2 mcg. La carencia de las vitaminas del complejo B traerá enfermedades y el mal funcionamiento del organismo. Por lo que si no puede consumir los alimentos en los que se encuentra presente, sería recomendable administrarla a través de suplementos. Así evitará la carencia de estas importantes vitaminas para la estabilidad de su salud y bienestar.

Otras importantes vitaminas y minerales

Son varias las vitaminas y minerales que necesitamos consumir diariamente, para mantener la buena salud y el equilibrio en los procesos del organismo. No solo las vitaminas del complejo B son esenciales, sino que la carencia de vitamina A, C, D, E, K y minerales como el potasio, calcio, hierro, zinc, fósforo, magnesio, yodo.

Pueden generar varias enfermedades y patologías. Por eso debe preocuparse de consumir alimentos ricos en vitaminas y minerales en su dieta diaria. O en su defecto consumir suplementos o multivitamínicos, que contienen las cantidades adecuadas de estos micronutrientes requeridas diariamente.

La naturaleza es sabia y nos entrega todos los recursos necesarios, para que logremos el equilibrio en nuestra salud. Existen muchas plantas medicinales y remedios naturales, que tenemos a nuestra disposición para nuestro bienestar. Además, estos remedios naturales, son muy baratos y fáciles de conseguir en tiendas y herbolarias en todas las ciudades.

Nuestras abuelas eran muy sabias y conocían las propiedades y los beneficios de las plantas y hierbas medicinales. Siempre es bueno tener a nuestra disposición remedios naturales. Son muy efectivos para muchas dolencias y generan un rápido alivio a los malestares.

Remedios naturales

Son muchas las plantas y hierbas medicinales, capaces de curar y tratar varias enfermedades. La farmacología moderna se sustenta mayoritariamente, en el uso de las plantas y hierbas para crear fármacos artificiales, que luego consumen los pacientes en todo el mundo. Pero estos fármacos a veces son nocivos, para el organismo del paciente si se consumen abusivamente como lo que sucede frecuentemente. Los efectos secundarios de algunos fármacos pueden causar peores enfermedades que las que se tratan.

El organismo del ser humano responde mejor a los remedios naturales que a las drogas artificiales (que, dicho sea de paso, son un negocio multimillonario en todo el mundo). Además, los remedios naturales no generan muchos efectos secundarios y resultan en un gran alivio.

Por otro lado, son muy baratos en comparación con los fármacos artificiales, lo que también es una ayuda a su economía personal. Los puede utilizar para dolores de cabeza, de estómago, para la inflamación, resfríos, entre otras patologías. Tenga siempre en su hogar remedios naturales, para el cuidado de su salud y la de su familia.

Aguas cargadas de oxígeno

Nuestro cuerpo está constituido mayoritariamente de agua, y sin el vital líquido no sobreviviríamos por mucho tiempo. Pero también la calidad del agua es muy importante para nuestra salud. Muchas veces el agua potable del grifo realmente no es tan potable y está cargada de cloro, flúor y metales pesados. Que pueden provocar dolores de estómago, mareos y vómitos, entre otras complicaciones. Para asegurarse de la calidad del agua que consume, puede ozonizar su agua y eliminar los metales pesados, el cloro y flúor. Así se asegura que consume un agua limpia y que lo hidratará de la mejor manera.

Para este propósito existen aparatos que se comercializan en el mercado a precios muy accesibles, y que representan una buena inversión en su salud y la de su familia. El agua embotellada también no es tan pura como nos la cuenta la publicidad. Ya que, al estar embotellada en plástico, se contaminará con micro plástico que consumiremos al beber esa agua.

Ozonizadores de agua

Los ozonizadores de agua son excelentes para purificar el agua potable y eliminar el cloro, flúor y metales pesados que contenga. Estos aparatos utilizan el ozono O_3 para purificar el agua y además es capaz de matar virus, bacterias, hongos y otros microorganismos perjudiciales para la salud. El ozono está compuesto por una molécula que contiene 3 átomos de oxígeno, y se forma al disociarse 2 átomos de oxígeno y el átomo de oxígeno liberado, se une al oxígeno gaseoso O_2 formado el ozono O_3.

Además, el agua ozonizada está cargada de oxígeno, que al beberla nos llena de energía y limpia nuestro organismo. A esto se le llama *"ozonoterapia"* y es muy popular entre los amantes de la vida saludable. Beber diariamente agua ozonizada, nos aportará una mayor claridad mental y energía durante nuestras actividades diarias.

También, puede emplear esta agua ozonizada para lavar sus utensilios y alimentos como las frutas y verduras, desinfectar desodorizando lugares y ambientes en donde se encuentren hongos. Ya que la descarga de ozono los elimina al igual que a los virus y bacterias. Algunas personas se inyectan directamente el agua ozonizada, para obtener los beneficios del oxígeno en sangre (esto debe ser realizado por un médico especialista certificado, que aplique la dosis justa para el paciente).

Estos ozonizadores también sirven para desinfectar el aire y eliminar malos olores como el del cigarro, el de ambientes poco ventilados, zapatos, etc. Por lo que es muy recomendable que tenga un ozonizador en casa, por las múltiples propiedades y beneficios que le brindarán en su higiene y salud. Su valor es bastante accesible y existen varios modelos en el mercado a su disposición.

Agua oxigenada grado alimentario (peróxido de hidrógeno H2O2)

El agua oxigenada H_2O_2, generalmente es conocida en el ámbito de la belleza y la desinfección de heridas. Pero también existe el agua oxigenada de grado alimentario (peróxido de hidrógeno) que es apta para el consumo humano. Generalmente esta agua se comercializa al 3% o al 35% y solo se deben utilizar algunas gotas. Idealmente en agua destilada para que no se pierdan las propiedades, si utiliza agua potable u otra no tan pura se pierden las propiedades.

Esta agua es muy beneficiosa, ya que al ser ingerida se descomponen sus átomos liberando oxígeno en el organismo. Este oxígeno en el torrente sanguíneo nos llena de energía y vitalidad. Haciendo que los sentidos estén más alertas, además de hidratar adecuadamente al organismo. Aquí también es recomendable que recurra a un especialista, que le prepare la dosis correcta de gotas para su condición. Ya que una mala administración puede crear complicaciones médicas.

Siempre lo natural es mejor

Como seres humanos que procedemos de la naturaleza, siempre lo natural será más saludable para nosotros. Cuando estamos enfermos recurrimos a fármacos y drogas artificiales, que nos generan efectos secundarios en nuestra salud. Y muchas veces pueden aliviar alguna enfermedad o patología, pero también pueden provocar otras enfermedades por su consumo.

Este es un factor que se pasa por alto y confiamos ciegamente en los fármacos artificiales, sin investigar y descubrir que también existen remedios naturales que son mejores.

No dude en volver a lo natural para lograr el equilibrio en su salud. Aprenda las propiedades de las plantas y hierbas medicinales, para las distintas dolencias y tenga siempre a su disipación, estos remedios naturales en caso de necesitarlos. Su salud y la de su familia se lo agradecerán.

La *"autofagia"* se denomina a un proceso fundamental de limpieza y regeneración que ocurre en las células de nuestro organismo. Mediante el cual estas se degradan y reciclan, en un mecanismo que ocurre en los lisosomas. Literalmente significa *"comerse a uno mismo"* fagia viene del griego y significa *"comer"* y auto que es *"uno mismo"*.

En la Autofagia, los lisosomas se comen los componentes tóxicos de las células y los no utilizados. Tales como, proteínas y otros orgánulos y los transforman en energía y material constituyente, al destruir estas proteínas inservibles y dañinas. También degradan parte de la célula, las reciclan y transforman en aminoácidos, generando nuevos componentes para la formación de proteínas.

La Autofagia se ha convertido en una herramienta fundamental de las células en nuestro organismo, para mantener su bienestar y resistir a los diversos tipos de infecciones y patógenos que nos puedan atacar. E incluso se está investigando la prevención del cáncer y enfermedades del sistema nervioso mediante esta técnica, con resultados bastantes prometedores. Las personas cada vez saben más de este proceso, y lo comienzan a utilizar como terapia o manera de controlar algunas patologías, como también para el tratamiento y control de la obesidad.

Las primeras investigaciones concernientes a la autofagia fueron realizadas en la década de los años 50, por el citólogo y bioquímico británico (hijo de padres belgas) Christian Rene De Duve. Quien observo una estructura previamente desconocida en las células, a la que llamo *"lisosomas"*; que son orgánulos celulares relativamente grandes, que están llenos de enzimas hidrolíticas y proteolíticas. Se encargan de degradar material intracelular de origen interno (autofagia) y de origen externo (heterofagia).

En palabras más simples y comprensibles, son el estómago de las células. Por otro lado, tienen un papel fundamental en la defensa frente a bacterias y otros patógenos externos. También ayudan a la desintegración de la célula al morir.

Rene De Duve en el año 1974, recibe el premio nobel de medicina por estos descubrimientos junto a otros colegas. Cabe destacar que actualmente se sabe, que la insuficiencia de enzimas lisosomáticas, provoca que se desencadenen varios tipos de enfermedades hereditarias latentes. De Duve fue el primero en acuñar el término autofagia, para denominar los procesos que ocurren en los lisosomas.

A partir del año 1990 se continúa con la investigación de los procesos de autofagia, y la importante función que desempeña en nuestro organismo. Los trabajos del Biólogo celular Japonés Dr. Yoshinori Ohsumi. Quien logro estudiar la autofagia en levaduras e identifica los genes en este mecanismo que, al compararlos con células humanas, eran los mismos procesos.

Hasta la realización de estos estudios se pensaba que los lisosomas eran lugares de desecho. Pero se parecían más a plantas de reciclajes de proteínas dañadas o viejas, pudiendo renovarlas y reutilizarlas. Es un tipo de control de calidad muy importante, para contrarrestar las consecuencias sufridas por el envejecimiento. Por su investigación de los mecanismos de la Autofagia celular. En el año 2016 el científico japonés recibe el premio nobel de Fisiología y Medicina.

El proceso de autofagia se desencadena a través de dos vías o rutas metabólicas. La vía mTOR (anabolismo) es una proteína que está relacionada al crecimiento y desarrollo. Y la vía AMPK (catabolismo) esta vía es un sensor que detecta la deficiencia de ATP que es una reserva de energía celular. Ambos procesos mantenidos en equilibrio son fundamentales para mantener la salud del organismo. La vía mTOR se activa por; la insulina, la rapamicina, aminoácidos (especialmente la leucina) el ácido fosfatídico y eventos oxidativos, entre otros mecanismos. Está vía es muy importante para los niños y jóvenes, que están en su etapa de desarrollo y crecimiento. Pero es nefasta para las personas adultas y mayores, ya que acelera los procesos de envejecimiento y deterioro celular.

En varios estudios se ha observado que se acorta la vida en animales y otros organismos. Para disminuir la vía mTOR, se debe aplicar el ayuno, la disminución de proteínas, especialmente de origen animal (ya que contiene metionina y leucina) disminuir o suprimir por completo los azucares simples de nuestra dieta (tan de moda en nuestros días).

La vía AMPK se activa por: La disminución de glucosa, la hipoxia, el estrés celular, el ejercicio físico al acelerar el gasto energético y varias sustancias como la cúrcuma, entre muchas otras. Esta es la vía que activamos al realizar la autofagia, por lo tanto, el ayuno es fundamental en este proceso. Así como la dieta y el ejercicio físico regular son fundamentales para poder obtener los mayores beneficios posibles, para mejorar nuestra salud y extender la longevidad lo más posible.

Recuerde que el equilibrio en estas dos vías, le permitirán obtener un buen desarrollo muscular saludable y mayor longevidad. También le permitirán prevenir varias enfermedades crónicas. Tales como el cáncer, la diabetes, por ejemplo, tan recurrentes en nuestro tiempo y que matan a millones de personas anualmente en todo el mundo. Generando gastos millonarios a los organismos de sanidad pública y pacientes que sufren estas enfermedades. Solamente cambiando nuestros hábitos, nos podremos cambiar a nosotros mismos. No seamos negligentes con nuestra salud y comencemos desde hoy a tener hábitos saludables. Nuestro cuerpo nos lo agradecerá y nos sentiremos mejor y más vivos.

Importancia de la autofagia

La importancia de la autofagia radica en que ayuda a mantener el equilibrio en los procesos de renovación y desintoxicación que suceden en el organismo, por lo tanto:

• Mantiene la renovación celular, ayudando a evitar la acumulación de toxinas, proteínas, moléculas y orgánulos dañados.

• Permite los mecanismos de desarrollo y diferenciación de los tejidos celulares.

• Según varios estudios realizados, la autofagia ayuda en la prevención de diversas enfermedades neurodegenerativas (Parkinson, Alzhéimer, demencia, entre otras). Al tener una acumulación de proteínas dañadas, orgánulos y demás desperdicios en el sistema nervioso central, se producirían estas enfermedades.

• Está implicada en la prevención de la Diabetes tipo 2 y la pérdida de sensibilidad a la Insulina, ayudando a preservar la función del páncreas.

• Se ha observado en varias investigaciones que ayuda en la lucha contra el Cáncer, ralentizando su proceso degenerativo (aún se sigue trabajando en estos estudios).

• Nos protege contra el ataque de diversos tipos de infecciones y patógenos, encargándose de la eliminación de virus y bacterias extracelulares e intracelulares.

• Es fundamental en la longevidad, ayudando a contrarrestar los síntomas producidos por el envejecimiento del organismo.

¿Cómo activar la autofagia?

Tenemos varios métodos para activar la autofagia celular en nuestro organismo y beneficiarnos de sus procesos. Entre ellos: el ayuno intermitente, una dieta cetogénica, alimentos que potencian la autofagia, hacer ejercicio de forma intensa a intervalos, ingerir fármacos que activen el proceso.

Recuerde que si está fuera de forma y su salud no es muy buena o se encuentra tomando algún fármaco prescrito. Consulte con su médico de confianza para que lo asesore de forma directa. Todos nos podemos beneficiar de los procesos de autofagia y mejorar nuestra salud.

Ayuno intermitente: El ayuno intermitente ha demostrado ser un mecanismo eficaz para activar la autofagia celular. Ya que, mediante la privación de nutrientes, las células comienzan a obtener energía de los desechos y células viejas inservibles, para poder sobrevivir y seguir manteniendo los procesos celulares fundamentales y no morir de inanición.

Sin embargo, ayunamos por diversos motivos. Como método de sobrevivencia cuando no tenemos como alimentarnos (en caso de catástrofes, naufragios, o cualquier otro acontecimiento que nos obligue a ayunar). Por motivos religiosos desde hace mucho tiempo atrás se aplica el ayuno o abstinencia. A pesar de las discrepancias entre las diversas religiones, estas coinciden en darle atributos comunes al ayuno; un mayor crecimiento espiritual y la aproximación a lo divino, hacer del individuo una persona más virtuosa, limpieza del cuerpo.

El hambre es un símbolo de los deseos del cuerpo y el ayuno en este caso significa la superación de los deseos de la carne y el intercambio de lo mundano por lo espiritual. También se aplica como método terapéutico para tratar diversas patologías y enfermedades, etc.

Pero para obtener sus mayores beneficios debemos seguir ciertos periodos. El ayuno intermitente ha demostrado ser la mejor forma que tenemos, para alcanzar los resultados deseados. Tenemos múltiples combinaciones de tiempo que podemos aplicar. El de corta duración y frecuencia elevada; 12/12, es decir que tenemos que repartir nuestras comidas durante 12 horas y las siguientes 12 horas privación de alimentos. El ayuno 14/10, con 14 horas de ayuno y 10 para alimentarse, el ayuno 16/8 o el ayuno con 24 horas de privación de nutrientes para activar la autofagia.

Sin embargo, al finalizar nuestra última comida e irnos a dormir, pasamos un periodo de horas sin ingerir alimentos (al menos que suframos de ansiedad y nos levantemos a comer por la noche). Recuerde que debe comenzar de apoco con el ayuno intermitente si no tiene costumbre, para irse adaptando a las horas de privación de nutrientes de manera más fácil y cómoda.

El ayuno 12/12 este es el más recomendable para comenzar. Puede repartir sus comidas en un periodo de 12 horas, por ejemplo: puede comer su última comida a las 20.00 pm y al día siguiente desayunar a las 8:00 am, o de 19:00 pm hasta las 7:00 am. Con 12 horas de ayuno se pueden experimentar bastantes beneficios. Se puede aplicar varios días a la semana o todos los días.

Ayuno 14/10 este periodo de ayuno es más beneficioso para activar la autofagia. Con 14 horas de ayuno realmente activamos la autofagia. Se puede realizar varios días a la semana o todos los días. El ayuno 16/8 también lo podemos realizar varios días a la semana o todos los días.

Lo importante en este tipo de ayuno, es alimentarse muy bien en las horas de las comidas, ingiriendo comida saludable y de buena calidad nutritiva que cumpla los requerimientos, según nuestro tipo de actividad que realicemos y condición de salud. El ayuno de 24 horas se puede aplicar una vez a la semana, en combinación con algunos días de 14/10 (consultarlo con su nutricionista o un especialista para ver su condición en particular). Estimado lector, tampoco se recomienda abusar del ayuno, ya que no todas las personas pueden tolerar su práctica y reaccionar de distinta manera.

Y no es recomendable en embarazadas, anémicos, pacientes que estén con cáncer y medicándose con mucha farmacología, entre otros factores. Para informarse de mejor manera por si tiene dudas, consultarlo con su médico o un especialista que lo asesore de acuerdo con su condición.

Ejercicio de alta intensidad: Se ha demostrado mediante varias pruebas e investigaciones realizadas, que el ejercicio físico cíclico de alta intensidad es un inductor de la autofagia. Al generar un estrés agudo mediante el ejercicio, se activarían estos importantes mecanismos en el organismo.

En unas pruebas que se realizaron a un grupo de ratones en el laboratorio, un equipo de investigadores modificó genéticamente los *"autofagosomas"* de los ratones para que tuvieran un color verde fosforescente. Después de examinar Los autofagosomas, que son las estructuras formadas alrededor de los pedazos de células que el cuerpo decidió reciclar, y después de haber expuesto a los ratones a una sesión de ejercicio de 30 minutos en una cinta de correr, los procesos de autofagia se activaron drásticamente en comparación a los ratones sedentarios.

En los seres humanos la activación de la autofagia mediante el ejercicio físico se produciría al realizar los ejercicios de manera más intensa que de forma leve, como es de esperar. En cuanto al tiempo requerido de ejercicio físico para activar la autofagia sería de 30 minutos como mínimo. Pero realizado a intervalos, con 2 minutos de forma intensa y 2 minutos de forma moderada alternadamente, hasta completar los 30 minutos mínimos de sesión de ejercicios.

Pero si su nivel de estado físico es mayor, la duración y la intensidad de los intervalos deberían ser de mayor tiempo. Una buena forma sería caminando, montando en bicicleta, nadando o realizando cualquier otra actividad física de su gusto, pero exigiéndose para lograr activar la autofagia en su organismo.

Alimentos y dieta cetogénica: Otra forma de activar la autofagia es mediante la ingesta de algunos alimentos y con la dieta Cetogénica. En la cetogénesis nutricional logramos aumentar la autofagia al disminuir la ingesta de carbohidratos sin fibra, y aumentando la ingesta de grasas saludables en su alimentación y con un moderado consumo de proteínas. Si consume más proteínas de la que su cuerpo necesita, estará entorpeciendo la activación de la cetogénesis nutricional y la autofagia.

Hay que hacer la distinción en el tipo de carbohidratos con fibra y sin fibra. Los con fibra son los provenientes de los vegetales que no llevan a su organismo por el camino equivocado, ya que la fibra viaja a través del sistema digestivo y no se transforma en azúcar, más bien se convierte en grasas de cadena corta que realmente mejoran su salud. Los carbohidratos sin fibra y los menos recomendados serian todos aquellos provenientes de los distintos tipos de azucares, y los que se convierten en azúcar al ser digeridos como las pastas, las masas, las sodas, los cereales procesados y todos los alimentos procesados.

El consumo excesivo de este tipo de carbohidratos sólo empeora su salud, al transformarse en azúcar que es un combustible sucio que genera gran oxidación celular. Entre el 60% de las calorías que consume deberían ser de grasas saludables. Es decir, de los alimentos que contienen omega 3, tenemos varios a nuestra disposición como los frutos secos, semillas, los pescados, el aguacate, aceitunas, aceite de coco, entre otros.

Debe disminuir la ingesta de grasas que contengan omega 6 como el aceite vegetal procesado y todas las grasas de origen animal, a excepción del pescado que contiene grasas saludables. La ingesta de proteínas debería corresponder al 20% aproximadamente de su ingesta calórica diaria, al igual que su consumo de carbohidratos.

Consuma alimentos que ayuden a activar el proceso de autofagia como el té de bergamota cítrica, el té verde, la cúrcuma, el chocolate que contiene polifenol también ayuda en la activación de la autofagia, las legumbres. Recuerde que la alimentación es un factor muy importante en la autofagia y debe saber elegir bien sus alimentos, para sacarle el mejor provecho a este milagroso proceso regenerativo que ocurre en nuestro organismo que denominamos autofagia.

Debido a la frenética vida que llevamos en la actualidad, con interminables horas de trabajo y estrés de todo tipo, y cargada de nuevos hábitos tecnológicos (smartphones, tablets, consolas de videojuegos, etc.). Nos quedamos con muy poco tiempo para descansar y renovarnos.

El descanso es un pilar fundamental para poder mantener nuestra salud física, mental y emocional en óptimas condiciones. Sin descanso nos sentimos aturdidos, con baja energía, irritables y negativos con nosotros mismos y con las demás personas. Comenzamos a generar cortisol que es la hormona del estrés y empezamos a enfermar y vemos disminuir nuestra calidad de vida.

Cuando logramos descansar de forma óptima, nos sentimos llenos de energía y vitalidad para enfrentar nuestro día de mejor forma. Nos libramos del estrés, nos mantenemos con un buen ánimo y equilibrados. El no descansar bien o a medias, nos afecta física y mentalmente. Además, nos envejece prematuramente, al retrasar la regeneración celular y acumulamos toxinas que debilitan nuestro sistema inmunológico y terminamos enfermos. Por esta razón tan importante para mantener nuestra salud y bienestar, es que debemos dedicarle las horas necesarias al sueño y evitaremos las consecuencias negativas de la falta de descanso en nuestra salud.

El vicio tecnológico que nos mantiene aturdidos

Actualmente, vivimos en un mundo que está dominado por pantallas, y monitores de todo tipo a nuestro alrededor. Y que está totalmente conectado a la red de redes que es internet, pasando demasiado tiempo frente a dispositivos luminiscentes y dedicándole pocas horas al sueño y descanso. Por este motivo, es normal ver a gente quedarse dormida en el escritorio de su oficina, en el colegio, en el metro y en distintos lugares encontramos a personas que caen bajo los brazos de Morfeo.

Sin embargo, no nos percatamos que estamos destruyendo nuestra salud día tras día, al tener este tipo de hábitos. La tecnología es buena para nuestra vida y nos permite aprender, trabajar y entretenernos. Pero el abuso, nos hace esclavos y nos destruye lentamente. Al pasar tantas horas frente a monitores y dispositivos luminiscentes, especialmente durante la noche. Alteramos la Melatonina, más conocida como la hormona del sueño que producimos de forma natural en la glándula pineal (está situada en el centro del cerebro).

Esta hormona se secreta entre las 20:00 pm hasta las 04:00 am gracias a la oscuridad. Controla el ciclo circadiano del sueño, la estimulación de la hormona del crecimiento, y también estimula las defensas inmunitarias de nuestro organismo, para defenderse de los patógenos y además posee propiedades antioxidantes.

Es sabido que la falta de luminosidad estimula la secreción de melatonina, alcanzando sus mayores niveles en sangre durante la noche. Durante el día al estar expuesto a la luz, disminuye su presencia en la sangre. También se ha observado su disminución, así como vamos envejeciendo. Por lo que, en las personas mayores, disminuye notablemente su producción (hasta en un cuarto en comparación con adultos jóvenes).

La falta de sueño y descanso afecta muy sensiblemente a los jóvenes que están en etapa de desarrollo y crecimiento. Por lo tanto, dormir y descansar bien es fundamental en esta importante etapa de la vida. También, los deportistas y estudiantes ven afectado su rendimiento al tener poco descanso. Es típico ver a estudiantes, que en época de exámenes se queden estudiando hasta altas horas de la madrugada, tomando estimulantes como el café o consumiendo fármacos para aumentar la vigilia.

Sin embargo, en los momentos de rendir, no lo hacen de forma óptima por la falta de descanso y terminan no recordando mucho de lo estudiado, ya que el cerebro no descanso lo suficiente para repararse y asimilar los conocimientos. En este caso la falta de descanso de calidad afecta la capacidad de la memoria y asimilación.

Por otro lado, la falta de horas de sueño y descanso genera trastornos del sistema nervioso central, disminuye la libido sexual, genera estados depresivos, estrés crónico, entre muchas otras patologías más. Cada vez, estamos más inmersos en la tecnología y la hiperactividad, y usamos diversos dispositivos en nuestro día a día. Internet y las diversas redes sociales, son entretenidas y nos pueden entregar buena información.

Pero cuando nos quedamos hasta altas horas de la madrugada, husmeando en distintos lugares, sin percatarnos de que estamos quitando horas valiosas de sueño y descanso a nuestro cuerpo y mente. Las consecuencias las vemos, al tener que realizar nuestras actividades diarias.

Estando sin nuestras capacidades al máximo posible, cometemos diversos errores en nuestras labores y actividades que realizamos. Que incluso nos pueden costar la vida, como cuando estamos manejando y nos quedamos dormidos, las consecuencias pueden ser fatales. Utilicemos nuestros dispositivos tecnológicos, pero de una manera razonable y equilibrada. Y démosle las horas que se requieren, al buen dormir y descansar, para disfrutar de una mejor salud y bienestar.

La falta de sueño y descanso afecta la memoria

La memoria es un pilar fundamental en nuestra vida. Nos permite recordar los hechos y experiencias que vivimos, para utilizar ese conocimiento almacenado en nuestro cerebro en nuestro beneficio, en el presente y el futuro. Y así, no cometer los errores sufridos en el pasado. La falta de sueño y descanso afecta muy notoriamente la capacidad de memoria que tenemos.

La comprensión del sueño y descanso ha despertado el interés de investigadores y científicos de todo el mundo. Sus investigaciones están relacionadas en establecer la conexión que existe entre el descanso y la memoria. Varias universidades en el mundo, con su equipo de investigadores, han realizado una serie de estudios, para determinar como la falta de sueño y descanso, afecta a nuestro rendimiento y memoria en voluntarios de distintas edades. Uno de los estudios más destacados es el realizado por el Belga Nicolás

Dumay, Investigador de la universidad de Exeter del Reino Unido, y del Bosque Center on Cognition Brain and Language de España.

En su investigación realizada en 72 voluntarios, que fueron separados en 2 grupos A y B, se logró observar que la falta de descanso afecta la memoria. El objetivo del estudio era demostrar que durante las horas en que dormimos, el cerebro revisa palabras y conceptos aprendidos durante el día y los fija en la memoria lingüística.

Durante el estudio el grupo A debía mantenerse despierto, y el grupo B podía descansar. Los dos grupos debían aprender una serie de palabras inventadas, para luego tener que comprobar cuantas podían recordar. Después de doce horas, se repitió la prueba para verificar cuantas de ellas lograban recordar.

Al comprobar los datos obtenidos, el grupo B logro recordar una mayor cantidad de palabras que el grupo A, incluso palabras que no recordaron en la primera prueba lograron ser recordadas.

Esta investigación demuestra que el dormir y descansar no solo ayuda a consolidar lo aprendido, sino también a recordar conceptos olvidados. La conclusión de Dumay junto con su equipo de investigadores, es que el cerebro logra asimilar de manera más fácil las palabras aprendidas durante el sueño.

Debido a que, durante el transcurso del día, el cerebro se encuentra influenciado por muchos estímulos, que interfieren con lo aprendido durante el día. Por este motivo, los estudiantes deberían estudiar durante el día y dormir bien durante la noche, para que el cerebro logre asimilar y consolidar lo aprendido para tener un buen rendimiento en sus exámenes.

La memoria juega un papel fundamental en nuestra rutina diaria, si no descansamos lo necesario nuestra memoria nos jugará malas pasadas.

Al cometer errores bajamos nuestro desempeño y eficiencia, ya sea en el trabajo o estudios que estemos realizando, y los demás no confiarán en nosotros para realizar ciertas tareas.

Nuestras oportunidades disminuirán de esta manera, y no es ciertamente lo que queremos, en esta sociedad tan competitiva en la vivimos actualmente.

Dormir bien mejora el rendimiento deportivo

Para todas las personas que practican deporte, desde el aficionado hasta el profesional de élite, necesitan dormir y descansar bien para poder aumentar su rendimiento deportivo y mejorar. Sin el descanso adecuado, el deportista no podrá rendir de forma eficiente y será más susceptible a sufrir lesiones. Los 3 pilares de oro del rendimiento deportivo son; el entrenamiento, la nutrición y el descanso adecuado. Si alguno de estos tres pilares falla, no se obtendrán los resultados esperados.

Pero el pilar que más infravaloramos es el descanso, los atletas se desgastan mucho en los entrenamientos, comen bien pero no descansan lo suficiente para poder recuperarse del desgaste ocasionado por los entrenamientos. Muchos terminan lesionados antes de las competencias, por darle mayor prioridad a los entrenamientos en desmedro del descanso reparador para nuestro cuerpo. Sin darse cuenta de que es en el descanso, donde logramos obtener los beneficios a todos los esfuerzos realizados.

Al entrenar, el cuerpo sufre una serie de daños que al no descansar lo suficiente, no nos permitirán recuperarnos de forma óptima, para lograr los objetivos buscados. Generalmente las lesiones deportivas suceden por sobre entrenamiento y falta de descanso reparador. El deportista que realiza una actividad intensa necesita las horas adecuadas de sueño profundo, que van entre 8 a 10 horas para generar la suficiente hormona del crecimiento y recuperar las fibras musculares dañadas. Por eso el dormir y descansar bien, debería ser un factor clave en la planificación de los entrenamientos de cualquier deportista.

Sin duda, que nuestra salud se verá muy favorecida al dormir y descansar lo suficiente. Si bien es cierto que algunas personas necesitan menos horas de sueño que otras, todos necesitamos el descanso para poder funcionar de forma eficiente y poder recuperarnos del ajetreo del día. Por eso démosle a nuestro cuerpo y mente, el descanso necesario que se merece, para poder mantener la buena salud y bienestar tan importantes en nuestra vida.

Hoy en día la higiene es un factor determinante en la salud de las personas. Con el surgimiento de la pandemia, relacionada al brote del nuevo *"coronavirus covid-19"* en todo el mundo en 2019. Hoy más que nunca, la buena higiene se transforma en un hábito que nos puede salvar la vida. El brote de covid-19 surgido en la ciudad China de Wuhan en la provincia de Hubei, cerca del centro de China. Puso en Jaque al mundo y se llevo la vida de millones de personas y quedo para quedarse transformándose en una enfermedad endémica mundial.

Adoptando las siguientes medidas, su salud y la de toda su familia mejorarán y ayudarán a prevenir cualquier contagio o enfermedad viral.

Lavado de manos vital para evitar el contagio

El lavado de manos es una de las medidas de higiene, que deberemos realizar lo más frecuentemente posible que podamos. Nuestras manos son las que nos conectan directamente, con el mundo a través del tacto. Por lo que generalmente, estamos expuestos a virus, bacterias y otros patógenos perjudiciales para la salud.

Lávese las manos por lo menos durante 20 segundos, o puede cantar la famosa canción happy birthday que dura aproximadamente 20 segundos. El jabón antibacteriano es uno de los mejores, para eliminar todos los microorganismos de sus manos. Pero el jabón normal, también cumple muy bien esta función. Ya que el covid – 19 tiene una membrana en forma de corona, que está hecha de grasa y proteínas, que con el jabón es disuelta y el virus es desintegrado.

Repita el lavado de manos varias veces al día, sobre todo si tiene que salir de su hogar e interactuar con objetos y personas. El lavado de manos es muy importante para evitar el contagio, ya que las manos son unos de los principales focos de infección. Si usted cumple con las medidas de higiene necesarias, evitará contagiarse y contagiar a su familia y demás personas. Sea responsable y haga del lavado de manos un hábito frecuente.

Utilice guantes desechables

El uso de guantes de látex o de otros materiales protectores, son una muy buena medida para evitar tocar directamente con la mano, superficies, objetos o a personas que potencialmente pueden estar contagiadas. Si necesariamente tiene que salir, por temas relacionados a su trabajo o para abastecerse de los insumos esenciales. La utilización de guantes, le evitarán el lavado de manos frecuentemente.

Aunque los guantes protegerán nuestras manos mientras son usados, deberá desinfectarlos con alcohol gel o lavárselos con abundante agua y jabón, al igual que lavaría sus manos. Y deberá quitárselos cuidadosamente y botarlos inmediatamente en un lugar seguro.

Use tapabocas

Los tapabocas hoy en día se han convertido en artículos muy demandados en todo el mundo, para evitar los contagios por covid-19. Ya no sólo en los países asiáticos son utilizados, sino que en todos los países las personas los están utilizando. Aunque existe mucha desinformación al respecto, los tapabocas normales no evitan que las personas se contagien con el virus. El tapabocas normal, sólo puede evitar en parte, que las personas que están contagiadas infecten directamente a otras, al toser o estornudar. Disminuyendo las posibilidades de contagiar a los demás.

El virus al ser un organismo microscópico, los tapabocas normales no evitan que el invisible enemigo, penetre por el aire que se respira a través del tapabocas cuando la persona infectada estornude cerca de nosotros. Pero para el que ha contraído la enfermedad, usar tapabocas es una prioridad.

Los tapabocas antibacterianos o mascaras especiales, son los únicos que pueden evitar efectivamente, que no nos contagiemos con el virus. Pero actualmente están agotados en el mundo o su precio es muy elevado. Por lo que es muy difícil para las personas, acceder a estos insumos protectores. Aun así, los tapabocas normales deben ser utilizados, sobre todo al estar en contacto con otras personas. Ya que el periodo de incubación del covid–19 puede durar hasta

14 días. Por lo que, si estamos contagiados sin presentar los síntomas, evitaremos contagiar a otras personas directamente.

Cuide a los adultos mayores y enfermos crónicos

Los adultos mayores y los enfermos crónicos son los más vulnerables para contraer enfermedades infecciosas. La pandemia mundial provocada por el covid-19, se ha tomado la vida de miles de personas en todo el mundo. Especialmente a las personas mayores y a los que sufren enfermedades crónicas. El sistema inmunológico de estas personas de alto riesgo es muy frágil. Este grupo de personas deben permanecer en cuarentena total en sus hogares, y sus familiares más cercanos deberán procurar tomar todas las medidas necesarias, para evitar que se contagien con el mortal virus.

Pero también, los que conviven con las personas de alto riesgo, deberán tomar todas las medidas de seguridad y de higiene necesarias. Para evitar llevar el virus a su hogar, y exponer a sus adultos mayores y enfermos crónicos a la infección. No sea negligente en este sentido, para que su salud y la de sus seres queridos no estén en riesgo.

Infórmese de los cuidados higiénicos necesarios

Estar informado de las medidas de higiene necesarias para evitar enfermedades. Es muy importante, para poder luchar contra los virus y otros patógenos perjudiciales para la salud. Las autoridades sanitarias constantemente mantienen informada a las personas, a través de los diversos medios sociales.

Es su responsabilidad estar pendiente, de todas estas medidas sanitarias que puedan surgir. También es su responsabilidad, aplicar los conocimientos y tendrá menores posibilidades de contraer enfermedades infecciosas. Y se mantendrá saludable hasta que la crisis sanitaria logre ser controlada.

Nuestro cerebro es el órgano más importante que tenemos a nuestra disposición. Sin su potencia y capacidad, tan sólo seríamos animales, en el que nuestro único objetivo sería sobrevivir y reproducirse. Pero tenemos capacidades excepcionales que nos brinda nuestra inteligencia, podemos crear maravillas en el arte, en la ciencia y en todas las especialidades que hemos creado, gracias a esa capacidad prodigiosa de nuestro cerebro.

El mantener nuestro cerebro y mente en óptimas condiciones y aumentar su capacidad, es algo que todos podemos realizar ejecutando ejercicios que potencien sus funciones. Tal como se mejoran las capacidades del cuerpo mediante el ejercicio físico, el cerebro también se puede mejorar con ejercicios mentales realizados frecuente y sistemáticamente. Usted que está en estos momentos leyendo este libro, está realizando unos de los mejores ejercicios mentales, como es la lectura.

Al leer, nuestro cerebro realiza una serie de acciones complejas, que le hacen irrigarse de sangre y oxígeno necesario para realizar tal función. Ayudando de esta forma a mantener las funciones cognitivas en buenas condiciones. Si no utiliza su cerebro, este importante órgano se irá deteriorando e iremos perdiendo nuestras capacidades paulatinamente, hasta que degenere en varias enfermedades mentales. *"Lo que no se usa se pierde"*. Así de tajante, no podemos darnos el lujo de perder nuestras capacidades mentales, en donde tenemos guardadas nuestras memorias y recuerdos, de lo que somos y lo que hemos sido en esta vida.

Este importante órgano, controla prácticamente la totalidad de las funciones de nuestro organismo, tanto de forma consciente como inconsciente. Cuando aprendemos una nueva habilidad, por ejemplo, lo hacemos de forma consciente al principio hasta que es asimilada por el cerebro, y posteriormente pasa a transformarse en inconsciente. Al montar en bicicleta una vez que hemos aprendido, se transforma en una habilidad inconsciente en la que no pensamos mucho al realizarla.

También, al aprender un nuevo idioma nuestro cerebro se adapta al nuevo lenguaje y una vez aprendido, hablamos y entendemos de forma espontánea y sin mayor esfuerzo. El respirar, en los latidos que efectúa el corazón, en la digestión, y en todos los procesos que realiza nuestro organismo, sin que tengamos intervención directa y consciente sobre ello, los realizamos de forma inconsciente y automática. Si no fuera así, nos moriríamos al irnos a dormir.

Mantener al cerebro en forma debería ser una de sus principales prioridades de hoy en adelante. Lo bueno es que existen varias formas para entrenar a nuestro preciado órgano pensante, aprovechando la versatilidad que tiene para el aprendizaje y adaptarse a los retos. Sáqueles provecho a los procesos regenerativos y de remodelación que suceden en el cerebro de manera natural, para lograr ser y hacer lo que usted se proponga en la vida.

La neurogénesis

Nuestro cerebro y mente no son estáticos, existen procesos naturales del cerebro que lo llevan a una renovación en cierta medida, según varios factores. Pero también nosotros podemos mejorar nuestras funciones cognitivas, con un plan orientado a ese fin, para evitar los estragos producidos por la falta de uso de nuestro preciado órgano pensante. No es novedad que actualmente existen muchos estudios e investigaciones, que comprueban que nuestro cerebro se reconfigura constantemente, y va generando nuevas neuronas hasta una edad avanzada.

Contrariamente a lo que se creía anteriormente, en donde se pensaba que las neuronas se perdían y el cerebro no producía otras nuevas y más conexiones neuronales, degenerándose paulatina e irremediablemente.

Actualmente, la *"neurogénesis"* (de la que se comentó en el capítulo mueve tu cuerpo), que es el proceso encargado del nacimiento de nuevas neuronas a través de células neurales madre y progenitoras. Este importante proceso ocurre principalmente en el desarrollo embrionario, cuando está en formación el sistema nervioso.

Pero también existe la neurogénesis adulta, en la que existe una renovación constante de nuevas neuronas, principalmente en 2 zonas del cerebro; la zona subventricular (recubriendo los ventrículos laterales) y la zona subgranular (la que forma parte del giro dentado del hipocampo). Estas nuevas neuronas se distribuyen en distintas zonas del sistema nervioso, en donde son requeridas para mantener sus funciones.

Las neuronas son fundamentales en nuestro sistema nervioso, ya que son las responsables del procesamiento y transmisión de la información. Sin la neurogénesis, nuestra salud mental se vería muy afectada, y degeneraría tempranamente en enfermedades del sistema nervioso.

Existen factores internos y externos que promueven la neurogénesis, entre los factores internos tenemos; genéticos y moleculares, factores de crecimiento (como el factor neurotrófico derivado del cerebro

BDNF), neurotransmisores (entre ellos el glutamato, la serotonina, la dopamina), esteroides, la edad.

Entre los factores externos tenemos; los ambientales, las personas que realizan actividad física, la restricción calórica, los que viven en ambientes enriquecidos, presentan mejores tasas de neurogénesis. Al contrario, los que viven en ambientes con mucho estrés, son sedentarios y viven en ambientes poco enriquecidos, presentan tasas menores de neurogénesis.

De esta forma tenemos la posibilidad de potenciar la neurogénesis, y al activarla lograremos mejorar nuestra capacidad mental y cognitiva, sin importar la edad que tengamos. Debemos potenciar la neurogénesis en nuestro cerebro, para obtener los mejores resultados. Aprenda la importancia de este proceso fundamental en la regeneración de las neuronas, y la conservación de su salud mental en óptimas condiciones por mucho más tiempo.

La neuroplasticidad

Es otro proceso natural y fundamental que ocurre en el cerebro, del que podemos beneficiarnos. La *"neuroplasticidad"*, plasticidad neuronal o plasticidad sináptica; Es la capacidad natural que tiene el sistema nervioso y entramado cerebral, de cambiar su estructura, organización y funcionamiento, en respuesta a los estímulos recibidos del medio. Representaría la facultad del cerebro de recuperarse y reestructurarse, permitiendo al sistema nervioso central reponerse de lesiones y trastornos. Ayudando a reducir las alteraciones producidas por enfermedades degenerativas del sistema nervioso central, como el mal de Alzheimer, esclerosis múltiple, Parkinson, deterioro cognitivo, entre otras patologías.

Cuando aprendemos algo o tenemos alguna experiencia, el cerebro establece una serie de conexiones neuronales. Estas nuevas conexiones, son una nueva ruta para la comunicación sináptica entre las neuronas, ayudando de esta manera a la consolidación de lo aprendido o experimentado en la memoria. El aprendizaje y la instrucción son las mejores maneras de poder reestructurar nuestro cerebro y mejorar las habilidades y destrezas que nos propongamos. También existen técnicas y procedimientos destinados a enfocar o potenciar la neuroplasticidad, para cambiar pautas de comportamiento y de aprendizaje, como la *"programación neurolingüística"*, por nombrar algunas. Como seres humanos, tenemos un potencial cerebral y mental prácticamente ilimitado que aún mantenemos dormidos, que si lo sabemos explotar nos puede traer grandes éxitos en nuestra vida.

De la neuroplasticidad se han escrito muchos libros y artículos al respecto. Pero lo más importante es saber que nuestro cerebro, tiene esa maravillosa capacidad de adaptación a los diversos desafíos y escenarios a los que se tenga que enfrentar. Como seres humanos cuando nos proponemos aprender o hacer algo, nuestra capacidad de neuroplasticidad juega un papel fundamental para lograr alcanzar los objetivos perseguidos.

Cuando tenga dudas de si es posible lograr algún objetivo que tenga en mente, recuerde que tiene a la neuroplasticidad como aliada a su favor. Sólo necesita ser constante en lo que desea aprender o dominar y una vez que este consolidado en su mente, vera la maravillosa herramienta que es su cerebro y lo que le puede entregar a su vida.

Mantenga en forma su cerebro

Al saber que nuestro cerebro tiene la capacidad de regenerarse y cambiar, es nuestro deber mejorarnos en este aspecto tan importante. Hagamos de la lectura nuestra compañera inseparable, que nos entregará grandes conocimientos y sabiduría, y que nos harán desenvolvernos de forma más eficiente y eficaz, frente a los distintos tipos de problemas que surgen en nuestra vida. La lectura es una de nuestras mejores habilidades de aprendizaje con la que contamos a nuestra disposición, sólo requiere dedicarle un poco de tiempo al día para notar sus beneficios.

Los lectores frecuentes mantienen sus facultades cognitivas hasta avanzadas edades, en donde son capaces de pensar en forma más clara que las personas que no le dedican tiempo a la lectura. Con 30 minutos al día de lectura como mínimo, lograremos ejercitar nuestro musculo cerebral y mantener en buena forma nuestro cerebro y mente.

Otra excelente forma de mantener nuestro cerebro y mente en buena forma es; mediante el aprendizaje de algún idioma extranjero. Al aprender un nuevo idioma y al aplicarlo en nuestra vida cotidiana, mejoraremos nuestras capacidades de comunicación y nuestra memoria se verá incrementada, por la cantidad de palabras y nuevos términos que absorberá nuestro cerebro. Practique un nuevo idioma y su capacidad cognitiva se verá mejorada notablemente. Las personas que son bilingües tienen una mejor salud mental y son más sociables, lo que les ayuda mucho a tener más éxito, ya sea en el trabajo y en la búsqueda de pareja.

Otra excelente manera de potenciar a nuestro cerebro es aprender a tocar algún instrumento musical. La complejidad de aprender los tonos y notas musicales ya sea en el piano, guitarra, violín o cualquier otro instrumento de su gusto y poder ejecutar melodías y canciones, es uno de los mejores ejercicios que le podemos brindar a nuestro cerebro y mente. Los músicos tienen una capacidad cognitiva notable y mayor que el promedio de las personas que no saben ejecutar la música. Al ejecutar la música, se activan partes del cerebro que no se utilizan normalmente, por lo que las capacidades cognitivas se verán mejoradas paulatinamente con la práctica de este hermoso arte.

La diferencia entre escuchar la música y ejecutarla, es que en esta última se utilizan las habilidades motoras para controlar los dos hemisferios cerebrales. Al combinar la lingüística y el procesamiento matemático y del tiempo, en el que nuestro hemisferio izquierdo tiene mayor capacidad y desarrollo, con la capacidad creativa e intuitiva de nuestro hemisferio cerebral derecho. Trabajaremos de forma integral nuestro cerebro, logrando mantener nuestras capacidades mentales y cognitivas hasta una edad avanzada.

Otra de las cualidades que nos brinda la música, es que nos hace liberar gran cantidad de endorfinas, dopamina, serotonina y oxitocina, que nos harán sentir muy bien y animados, nos libera del estrés y aumenta nuestra capacidad de concentración y memoria notablemente. Si le es posible aprender a ejecutar algún instrumento musical, será un excelente pasatiempo para mejorar sus cualidades mentales y ejercitar su cerebro. Otra de las actividades recomendadas que podemos realizar para mejorar nuestra salud mental es la meditación, que también es muy beneficiosa para nuestro cerebro.

La meditación, según varios estudios realizados actualmente produce cambios en el cerebro de sus practicantes. La palabra *"meditación"* del latín *"meditatio"*, tiene que ver con la acción y el efecto de meditar, es decir; el enfoque que realiza la consciencia en el pensamiento o en la consideración de algo. Pero en la India, China y demás países asiáticos, tiene un enfoque más religioso y filosófico, en donde tiene que ver con la unión del cuerpo y la mente con el cosmos y la divinidad.

No importa el contexto que le demos a la meditación. Sus beneficios se saben desde sus inicios en la antigüedad, siendo una práctica ampliamente extendida por el mundo entero y aportando sus fantásticas cualidades benéficas. Cada día son más las personas que practican está milenaria técnica, y se abren nuevos centros para su práctica en todo el mundo.

Investigadores utilizaron el cuestionario de la felicidad de Oxford, para lograr determinar el nivel de felicidad de sus participantes. El 96% de los participantes que meditaban, obtuvieron la puntuación de *"feliz"* mientras que el 56% de los que no meditaban consiguieron el mismo resultado. El estudio concluyó que meditar, mejora nuestro pensamiento positivo, ayudando significativamente a incrementar la autosatisfacción y felicidad en nuestras vidas.

Además, la práctica de meditar reduce los síntomas de la depresión, la ansiedad y el estrés, ayudando a controlar y evitar este tipo de males modernos, tan ampliamente extendidos por todo el mundo. Ya que la mente controla al cuerpo, meditar según un estudio realizado por investigadores en el año 2011, reduce el dolor físico ayudando a tolerarlo de mejor manera disminuyendo su intensidad.

Todos estos beneficios están a nuestro alcance, dedicándole como mínimo 15 minutos diarios y a medida que vamos progresando, iremos aumentando la cantidad de tiempo empleado en su práctica y nos asombraremos con sus positivos resultados. La conclusión es que meditar según los diversos estudios realizados por la ciencia moderna, es una poderosa técnica para mejorar nuestra salud física y mental. No dude en comenzar a meditar, ya que es gratis, sencillo y cualquier persona puede hacerlo, sólo va en su decisión y voluntad de comenzar con su mejoramiento integral.

Desde mi punto de vista, todo lo que conlleve un esfuerzo mental y nos saque de nuestro lugar de comodidad, es un beneficio para nuestro cerebro y mente. Trate de leer lo que más pueda para aumentar su conocimiento y utilice ese conocimiento de forma práctica en su vida. Si sale de su casa al trabajo o por lo que sea, elija otros caminos para darle mayor plasticidad a su cerebro.

Si todos los días hace lo mismo su cerebro se atrofia y pierde capacidad. Trate de aprender cosas nuevas periódicamente, use su ingenio y explote su creatividad artística, para sacarle el mayor partido posible a su cerebro y sus ilimitadas capacidades, aún desconocidas.

Nunca pares de aprender

El conocimiento es el mayor patrimonio que tenemos los seres humanos como especie. Desde que nacemos hasta nuestra muerte en este mundo, estamos constantemente aprendiendo cosas nuevas. Muchos de estos aprendizajes los adquirimos de forma inconsciente, ya que nuestro cerebro es como una esponja que absorbe todo lo que está a nuestro alrededor sin distinción, aunque no nos demos cuenta de ello.

Esta capacidad asombrosa de nuestro cerebro para adquirir conocimientos es la clave que nos separa de las demás especies de animales con las que compartimos nuestro preciado mundo. Sin esa capacidad de inteligencia y memoria para resolver los problemas ante los que nos enfrentamos, todavía estaríamos en la prehistoria tratando de sobrevivir, y siendo una presa más dentro de la cadena alimenticia, en donde el animal más fuerte se come al más débil.

En ese contexto, solamente seriamos presas de una gran cantidad de depredadores. Hasta el día de hoy no hay ningún científico, investigador, filósofo o persona religiosa que haya logrado desvelar este misterio de la inteligencia del ser humano, y de sus capacidades asombrosas. No se sabe a ciencia cierta, desde cuando se produjo esa transición tan importante en la antigüedad que nos ha hecho crear la escritura, el arte, las matemáticas, las ciencias, la arquitectura y todas las demás ramas del conocimiento que sólo los seres humanos poseemos.

Aún se sigue trabajando en tratar de encontrar una respuesta definitiva, a esta importante interrogante que durante mucho tiempo ha estado atormentando a los estudiosos. Sólo han surgido muchas teorías al respecto con sus respectivas explicaciones, pero estas preguntas, aún no han podido ser respondidas satisfactoriamente.

Lo que, si tenemos claro es que nuestro cerebro se adapta a las distintas situaciones, condiciones y ambientes en el que se desenvuelve, de una forma bastante versátil y flexible. Es por lo que, como especie hemos logrado colonizar prácticamente todos los rincones del mundo, y crear el mundo moderno con todas las comodidades de las que disfrutamos hoy en día.

Pero nuestra capacidad de comunicación y lenguaje que usamos es la clave del éxito como especie que tenemos. La escritura y el lenguaje hablado son las principales formas de comunicación que hemos tenido, para transmitir los conocimientos acumulados a través del tiempo a las siguientes generaciones.

Utilice su capacidad para adquirir conocimientos, aprendiendo todo lo que pueda. La cultura y el conocimiento, le entregaran otra visión del mundo y de la realidad, que siempre nos abrirá mejores caminos en nuestro horizonte. Si siempre ha querido aprender de algún tema en especial, hoy puede ser el momento para comenzar y lograr grandes metas en su vida. No deje para mañana lo que puede comenzar hoy.

Trate de que ese aprendizaje le resulte entretenido y agradable, utilizando distintas formas. Aparte de leer libros, artículos, periódicos y todos los sistemas tradicionales de información escrita que existen en la actualidad. Vea documentales de los temas que le interesan, en las distintas páginas webs y plataformas por internet, que le entregaran una gran cantidad de información, para que logre sus objetivos.

Otra buena manera para adquirir conocimientos e información es reunirse con las personas de las mismas inquietudes, es ir a seminarios, conferencias y a reuniones organizadas sobre algún tema en particular, en los que esté interesado. Podrá conocer gente muy interesante e informada, con la cual podrá aprender y debatir sus puntos de vista.

Nunca es tarde para aprender y progresar en esta vida, a cualquier edad si tiene en bunas condiciones sus facultades mentales, de seguro que podrá hacerlo. No permita que algunas personas le digan que usted no es capaz de aprender o dominar algún tema o materia. Sólo tenga confianza en sus capacidades, y siga adelante hasta demostrarle a los demás, y principalmente a usted mismo que sí se puede.

Como conclusión a este capítulo, es que tenemos a nuestra disposición una serie de métodos y formas para mejorar nuestras capacidades cognitivas y mentales, aumentando de esta manera nuestros conocimientos y habilidades. Tan sólo dedicándoles unos minutos de práctica diaria, veremos sus excelentes resultados en poco tiempo, enriqueciendo nuestra vida y la de los demás. Recuerde que su salud y bienestar es la mejor inversión que puede realizar para su futuro.

Las emociones en nuestra vida son muy variadas y diversas, van desde la alegría y felicidad, hasta el odio y la ira. Si no podemos dominar nuestras emociones y pasiones más negativas, y nos dejamos manejar por ellas sin el control adecuado, sufriremos una serie de problemas y malos ratos con las demás personas, perjudicando nuestra salud en general y nuestro bienestar. Al ser conscientes de nuestras emociones y reacciones, lograremos un mayor control para la toma de decisiones, ya que pensaremos antes de actuar y sabremos reaccionar de la mejor manera posible, sin que nos afecte negativamente.

La inteligencia emocional es una parte fundamental de la salud que pasamos por alto, muchas veces le damos mayor importancia a la inteligencia intelectual, pensando que de esta manera solucionaremos de mejor manera nuestros problemas, pero caemos en el error de que somos seres que sienten y no sólo piensan. El cultivar la inteligencia emocional nos hará más felices y saludables, mejorando nuestra autoestima y nuestras relaciones con los demás serán más ricas y satisfactorias, brindándonos nuevas oportunidades para nuestro desarrollo.

En la inteligencia emocional, también es clave poder reconocer las emociones y sentimientos de los demás y actuar en consecuencia. Nuestras emociones y sentimientos son algo intrínseco a nuestro comportamiento y actividad mental no patológica y, por lo tanto, deben ser estudiados y comprendidos, para poder conocer nuestra naturaleza como seres humanos.

La inteligencia emocional es un aspecto de la dimensión psicológica humana, teniendo un papel fundamental tanto en la manera como socializamos con las demás personas, y las estrategias que seguiremos para llevar las relaciones interpersonales de la forma más satisfactoria posible. El poder mantener el autocontrol emocional en circunstancias complicadas, y saber reconocer los comportamientos de los demás, son las claves para logar una buena inteligencia emocional.

Autocontrol emocional

Recordemos que las emociones juegan un papel fundamental en nuestro día a día. Si es capaz de controlar sus emociones controlará su vida. Las emociones y sentimientos negativos son los que más nos perjudican y empeoran nuestra salud, tanto física como mental. Nuestro deber es estar conscientes para cuando surjan estas malas emociones, y usar técnicas para que no nos afecten de forma negativa en nuestro diario vivir.

Una buena forma de desentenderse de las emociones negativas es pensando en cosas agradables que nos hayan ocurrido o salir para estar en contacto con la naturaleza, harán que nos olvidemos de las malas emociones y nos llenemos de energía positiva. La naturaleza genera una energía intrínseca sobre nosotros y nos hará sentirnos de muy buen ánimo y más positivos, frente a los problemas y contratiempos que nos surjan en el camino.

Si no somos capaces de dominar las malas emociones, tarde o temprano nuestra salud se verá menoscabada y nuestras defensas disminuirán haciendo que enfermemos. Muchas enfermedades que padecemos surgen en la parte psíquico-emocional y luego se somatizan en el organismo.

Otra parte fundamentalmente importante del dominio de las emociones es no dejarse llevar por las emociones negativas de las demás personas, ya que constantemente estamos interactuando con todo tipo de personas y sus personalidades. Como consecuencia de la falta de control emocional, se desencadenan fobias, trastornos obsesivo-compulsivos o ataques de pánico, entre otras patologías psicológicas. Teniendo que recurrir a la medicación farmacológica, para tratar de interrumpir este círculo vicioso (fármacos que muchas veces terminan empeorando más al paciente), como también recurrir a sesiones de terapia con un profesional, para que nos reeduque emocionalmente.

Muchas personas entran en depresión, sufren de agotamiento crónico, una escasa motivación, poco rendimiento y consecuentemente falta de energía, ya sea en el trabajo, estudios o cualquier actividad que tengan que realizar. Por nuestras malas actitudes debido a la falta de inteligencia emocional, muchas personas se pueden alejar de nosotros. Si tenemos pareja esta se podría aburrir de nosotros por nuestra falta de control emocional (ciertamente no es lo que queremos en nuestra vida).

Un gran número de personas emocionalmente enfermas, caen en el alcohol y las drogas como una forma de escapar a sus problemas. Pero sólo están agudizando aún más la situación y algunas personas optan por el suicidio. Con una buena terapia cognitiva enfocada en modificar las pautas de pensamiento y comportamiento, son la herramienta más eficaz para evitar caer en estos males.

Procure tener un programa de autocontrol emocional orientado a desarrollar actitudes agradables, que le procuren alguna clase de distracción cuando se encuentre que surgen esta clase de problemas. Recuerde pensar antes de actuar, ya que las emociones suelen ser muy poderosas, dese el tiempo necesario para pensar y estar tranquilo antes de tomar sus decisiones que posteriormente podría lamentar.

Trate de buscar el equilibrio entre trabajo o estudios, y la distracción tan necesaria para que no colapse mental y emocionalmente. Si sólo se dedica a ir del trabajo a su casa, o del centro de estudios a su casa, tarde o temprano terminará viéndose afectada su salud psíquico – emocional (al menos que sea lo suficientemente fuerte mentalmente para soportar el estrés, pero no por largos periodos de tiempo).

La distracción de las actividades rutinarias es fundamental para despejarse y encontrar un significado en la vida. No seamos esclavos de nuestra rutina y dejemos tiempo para salir con los amigos o nuestra pareja, para pasar momentos agradables que nos ayudaran a aliviar el estrés mental y emocional, antes que nos pueda afectar. El tener alguna meta o alcanzar algún logro que queramos conseguir, es otra estrategia para enfocar nuestra energía emocional y mental para alcanzar un mayor autocontrol de nuestras emociones.

Al concentrar nuestras emociones y fuerza mental en el logro de nuestro objetivo, estaremos enfocados en los aspectos positivos que conllevan alcanzar lo que queremos. Aquí la disciplina y voluntad juegan un papel importante que no debemos pasar por alto, para lograr el enfoque necesario al fin perseguido.

La inteligencia emocional en este caso es muy importante y debemos cultivar esta cualidad lo más que podamos, para tener éxito en las metas que nos proyectamos. Sea persistente con su estrategia de autocontrol emocional, y podrá controlar su vida de mejor manera y su salud emocional se verá revitalizada mejorando de esta manera su calidad de vida, y la de las demás personas que conviven junto a usted.

Nuestro Principal éxito como civilización y que nos hace destacarnos de las demás especies con las que compartimos el planeta, es que desde la antigüedad los seres humanos conviven socialmente en relativa armonía en comunidades o grupos, que con el correr de las generaciones ha ido en aumento. Y hoy en día, en que convivimos en grandes urbes con millones de personas, la vida se ha hecho cada vez más compleja.

Al ser criaturas por naturaleza sociales, constantemente estamos interactuando con una gran cantidad de personas a nuestro alrededor. Ahora más que en cualquier otra época de la historia humana, hemos formado una sociedad global interconectada, en donde la mayoría de la población mundial vive en ciudades que cada día crecen más y más.

La interacción con personas ya sea físicamente o a través de las cada vez más famosas redes sociales, con el consecuente intercambio de información e interacción social, son el pan de cada día en nuestra vida. Sin embargo, esta interacción muchas veces se realiza de forma negativa y tóxica, perjudicando a las personas maliciosamente.

Esta interacción constante con las personas inevitablemente hace que conozcamos a individuos con personalidades tóxicas, que nos llenan de malas vibras y energía negativa, muchas veces sin que nos demos siquiera cuenta de ello. Su deber es saber identificar a este tipo de personas tóxicas y alejarse de ellas lo más rápido posible, ya que no le aportarán nada bueno a su vida, minarán su energía y serán una mala influencia para usted.

Las personas con personalidades tóxicas perjudican enormemente nuestra salud emocional y mental, repercutiendo negativamente en nuestro cuerpo con enfermedades y patologías de todo tipo. Esta clase de personas sin duda alguna, no poseen un autodominio de sus emociones y pensamientos, ignorando muchas de ellas por completo que su personalidad es tóxica.

Identifica a la gente tóxica

Cuando logramos identificar a los tóxicos, seremos más conscientes de lo que dicen o hacen, y su actitud no podrá afectarnos. Pueden ser personas cercanas como un familiar, un amigo, compañeros de trabajo o estudios e incluso nuestra propia pareja. Pero siempre encontraremos personas con personalidades tóxicas a nuestro alrededor.

Los podemos identificar fácilmente, ya que son personas que hablan frecuentemente de temas negativos, siempre encuentran algo malo en los demás, son agresivos e inflexibles, se exaltan fácilmente si se les contradice lo que dicen o hacen, ellos quieren tener la razón siempre y emanan un aura negativa a su alrededor.

Estas personas tóxicas afectan de diferente manera a cada uno, sin embargo, te darás cuenta cuando están presentes, ya que te sentirás que pierdes energía, estarás más cansado, te pondrás de mal humor e irritable como consecuencia de su presencia. Estas personas tóxicas reflejan lo que llevan en su interior; mucha negatividad, resentimiento, traumas no resueltos, envidia, crítica, celos, frustración, baja autoestima, necesidad de ser reconocidos, aprobados y ser importantes.

Al no tener la fuerza de voluntad necesaria para resolver sus problemas por su falta de visión en la vida, achacan sus males a todas las demás personas, pero nunca se culpan a ellos mismos de sus errores y fallos. Lo único que logran es que los demás se alejen de ellos, e incluso que lleguen a tener miedo al tratar con esta clase de individuos, ya que la relación y comunicación se tornan difíciles. Los estados de ánimos negativos que nos proyectan las personas tóxicas a nuestro alrededor nos causan una gran ansiedad y otras patologías psicológicas que debemos evitar a toda costa.

También, están las personas con personalidad bipolar, es decir, que en momentos son como las personas tóxicas, pero luego cambian y se demuestran más amables y comprensivos con los demás. Estas personas sufren cambios bruscos de personalidad durante el día, o en el transcurso de los días y es muy complicado predecir su comportamiento. La bipolaridad es una clase de patología psicológica muy frecuente, que actualmente afecta a millones de personas en todo el mundo, siendo un problema que afecta cada vez a más personas.

Cuando la persona está en tratamiento con un especialista que la trata con terapia o farmacología, el paciente logra mantener un mayor equilibrio en su comportamiento, al estar más consciente de su patología. Pero la mayoría de los individuos que padecen de bipolaridad, no se tratan y nos pueden generar malos ratos al interactuar con ellos. Aquí lo importante es saber identificar a la persona bipolar y actuar inteligentemente con ellos, para evitar ser víctima de su periodo tóxico, o simplemente alejarse de ellos, cuando están con sus malas actitudes y negativismo hacia los demás.

Otro tipo de individuos con personalidades tóxicas, son las personas que constantemente se quejan y que tienen problemas, sólo hablan de sus problemas y ven todo negro en la vida. La energía de estas personas también nos contamina y desgasta perjudicialmente. Estas personas buscan constantemente generar lástima en nosotros, nos drenan nuestra energía haciendo que disminuya nuestra motivación y entusiasmo.

Además, nos hacen perder nuestro tiempo al hablar constantemente de sus problemas y su negativa forma de ver la vida, limitando la conversación y logrando que nos aburramos y queramos alejarnos de ellos. Por más ánimos y buenos consejos que les demos, siempre terminan llegando a lo mismo. Por lo visto, son personas que conspiran para que las cosas no fluyan de forma amigable por su mala actitud.

Las claves para no ser intoxicado

Al convivir en nuestra sociedad moderna con muchos individuos tóxicos a nuestro alrededor, y una vez que los hayamos identificado. Deberemos aplicar algunas claves cunado nos tengamos que enfrentar a este tipo de personas, para no sufrir las consecuencias de su interacción negativa en nosotros. Hay diversas formas que se explicarán a continuación, y usted sabrá aplicar la correcta en el momento oportuno:

• Las personas tóxicas al influir en nuestra salud psíquico–emocional y física, es clave poder identificar los síntomas que nos producen; dolores de cabeza, irritabilidad, angustia, insomnio, depresión, entre muchas secuelas más. Al identificar los síntomas, actúe en consecuencia y utilice su estrategia de protección que más se acomode a la situación.

• Trate de tomar el control de la situación ya que de esta manera les quitará poder. Si debe convivir con estas personas en su familia o en donde realiza sus actividades normalmente, no le permita el acceso a su intimidad y abstráigase de su presencia y acciones cuando comiencen con sus malas actitudes y negativismo.

• Céntrese en las cosas buenas y positivas de la vida cuando este en presencia de individuos tóxicos, esto le ayudará a superar los malos momentos frente a comentarios hirientes y ponzoñosos que surjan.

• Neutralice con amabilidad su afán por lastimar con sus malas actitudes y negativo comportamiento. Al ver que no le causa el efecto y que sus acciones resultan estériles, se sentirán con menor poder y se marcharán prontamente.

• Su actitud positiva es su mejor protección para contrarrestar las negativas influencias que pudiera ejercer sobre usted y las demás personas. No se deje doblegar, ni que su energía positiva disminuya dejándose contaminar, y tenga la constancia de buen ánimo siempre.

• Si la persona tóxica es alguien de su familia o de su equipo de trabajo o estudios, establezca previamente las normas de convivencia. Si al individuo tóxico no se le advierte de su toxicidad, la extenderá en su medio cargando negativamente el ambiente. Si es su jefe hágale saber que usted pierde efectividad en su trabajo perjudicando su productividad. No deje pasar por alto estas actitudes y convérselo franca y abiertamente poniéndole ejemplos concretos.

Realice su propia autocrítica, puede que nosotros también seamos personas tóxicas sin que seamos conscientes al respecto. Para ello realice una asidua revisión de las actitudes y comportamientos, que mantiene en la interacción con las demás personas. La norma es simple *"no hagas a los otros, lo que no quieres que le hagan a usted"*.

Si logramos identificar a las personas tóxicas y evitamos su influencia negativa en nosotros, nos estaremos liberando de las consecuencias perjudiciales para nuestra salud física, mental y emocional. No seamos negligentes en actuar lo más rápido posible, ya que las malas vibraciones se expanden en cadena, y al estar inundado por las malas emociones y sentimientos que nos provocan los tóxicos, entraremos en su juego y comenzaremos a contaminar a las demás personas a nuestro alrededor en un círculo vicioso de nunca acabar.

Sea el dueño de su vida y de sus emociones, no se deje influenciar por el negativismo de las demás personas a su alrededor, y de esta manera controlará su destino.

El estrés en nuestro mundo moderno es una pesada mochila con la que tenemos lidiar diariamente. En las grandes ciudades de todo el mundo, millones de personas sufren este trastorno. Pudiendo llegar a ser muy perjudicial, causando muchas enfermedades psicosomáticas y problemas interpersonales. Saber lidiar con el estrés es muy importante, para mantener el equilibrio de nuestra salud integral.

Muchas veces las personas ni siquiera son conscientes de que están estresados, ya que se acostumbran a la rutina diaria y lo ven como algo normal. Pero las dolencias y patologías que sufren estas personas son de todo tipo. Desde bipolaridad y depresión, hasta problemas cardiacos por culpa del estrés crónico que sufren.

Las personas deben estar conscientes de su situación y actuar en consecuencia. Los ambientes de trabajo y estudio deben ser más amigables. Para que los individuos puedan convivir en armonía, evitando las situaciones que puedan generar estrés. El exceso de trabajo también provoca estrés y cansancio, perjudicando la calidad de vida. En las grandes ciudades, las distancias que se recorren para llegar al trabajo o lugares de estudio son muy grandes. Y Las calles se transforman en un caos, sobre todo a las horas de mayor congestión. Los bocinazos de los conductores estresados resuenan por todas partes, aumentando aún más el estrés de las personas.

Debido a los acontecimientos relacionados con la pandemia del covid-19 en todo el mundo. Las personas viven en un ambiente de incertidumbre y estrés forzado. Las cuarentenas que han decretado las autoridades políticas y sanitarias, en los países con personas infectadas con el virus. Mantienen a la población aislada, sin poder trabajar y hacer su vida normal, lo que provoca mayor estrés.

Ahora más que nunca las personas deben aprender a estar relajadas y tranquilas. Para enfrentar de mejor manera, la delicada situación que afecta a todo el mundo. A continuación, algunos métodos y consejos, para liberarse del estrés.

Escuchar música relajante o de su agrado

La música es un arte sublime, que nos toca el alma y nos transporta a mundos imaginarios sin límites. Pero la música es una excelente aliada, para ayudar a liberarnos del estrés. La música clásica, la new age, el jazz. Son estilos musicales con melodías muy relajantes, que aquietan la mente y el espíritu. La infinidad de canciones relajantes es muy grande para elegir.

Cuando se encuentre estresado, escuche sus canciones favoritas y déjese llevar por la magia de la música. Grabe su música favorita en su teléfono inteligente y lleva las melodías a todas partes. Esta terapia es recomendada y muchas personas se liberan del estrés, escuchando música que les cambia el estado de ánimo.

También, puede elegir la ***"musicoterapia"*** como forma de utilizar la música, para mejorar su salud mental y emocional. La musicoterapia es una terapia, que utiliza la música o cualquiera de sus elementos que la conforman. Para tratar trastornos o patologías que afecten la salud integral de las personas.

Esta terapia deberá ser guiada por un especialista calificado, para que sus beneficios sean mayores. Pero usted también puede aprender sus técnicas y secretos. Aplicando en usted mismo ese conocimiento y en las demás personas, para ayudarles a liberarse del estrés.

Aprende a meditar

Una de las mejores técnicas para liberarse del estrés, es la meditación. La meditación aquieta la mente y las emociones, ayudando a liberar del estrés. Pero los beneficios de la meditación son muy grandes para la salud integral de las personas, como se comentó en un capítulo anterior. Está técnica milenaria surgida en Asia, hoy en día es muy popular en todo el mundo.

Cada vez son más los practicantes de la meditación por todas partes. Debido a sus excelentes beneficios para eliminar el estrés. Meditar es gratis y se puede realizar en cualquier lugar. Pero tiene que ser un lugar limpio y sin mayores ruidos. Y ojalá la meditación fuera realizada en contacto con la naturaleza.

Para aprender a meditar existen muchos libros, videos e información por Internet relacionada al tema.

También existe la posibilidad de asistir a clases de yoga, en donde un instructor calificado, lo puede guiar personalmente en el aprendizaje de la meditación. Este método, es uno de los mejores para mantenerse tranquilo y sin estrés. Por lo que su práctica, puede ser muy beneficiosa para su salud.

Mantenga contacto con la naturaleza

La naturaleza es la fuente original y cuando entramos en contacto con ella. La calma y las buenas emociones invaden nuestra mente y corazón. Las personas que viven alejadas de las ciudades viven con menos estrés y son más felices. Cuando se encuentre estresado, escápese para estar en contacto con la naturaleza. Usted verá como sus preocupaciones desaparecen y su ser se llena de energía y vitalidad. La naturaleza tiene un poder muy grande sobre nosotros. Trate de estar en contacto con el mundo natural, con la mayor frecuencia posible.

Remedios naturales para el estrés

La naturaleza nos ofrece una gran variedad de plantas y hierbas, muy beneficiosas para la salud de las personas. Muchas de estas plantas y hierbas, poseen compuestos naturales que ayudan al relajamiento del sistema nervioso. Ayudando a eliminar el estrés al calmar los nervios y relajar el cuerpo.

A continuación, una lista con las mejores plantas y hierbas, para aliviar el estrés y la depresión;

• ***Hierba de San Juan***: Es una hierba muy buena para calmar los nervios y estabilizar el ánimo. Pero no hay que consumirla, si la persona está tomando medicamentos antidepresivos.

• ***Lavanda***: La lavanda es excelente para relajar el organismo y aliviar el estrés. Además de que su olor es muy agradable. También es muy buena como antiespasmódica.

• ***Manzanilla***: La manzanilla es excelente para relajar el sistema nervioso, además de calmar la ansiedad y evitar el insomnio. Tomar una taza de manzanilla lo relajará y le permitirá liberarse del estrés del día.

• ***Toronjil o melisa***: Sus efectos son muy buenos en el sistema nervioso, ayudando a liberar la tensión, insomnio y el estrés. Además, es antiespasmódica y su consumo es excelente después del esfuerzo físico, como relajante muscular.

• ***Valeriana***: Las flores de valeriana son muy recomendables para ayudar a eliminar el estrés. Sus efectos producen relajamiento, ayudando al descanso e induce al sueño. Recordemos que muchas veces por la falta de descanso y sueño necesarios, se produce el estrés.

Piense positivamente

El pensamiento positivo, es una buena manera de alejarse del estrés y vivir la vida de mejor manera. Muchos estudios han sido llevados a cabo y sus resultados nos indican que pensar positivamente, alivia el estrés manteniendo el estado de ánimo de la persona en equilibrio. Las personas que piensan positivamente sufren de menos estrés y complicaciones, que aquellos que son negativos o pesimistas.

Para aliviar el estrés, puede practicar el pensamiento positivo a diario y verá cómo podrá tener mayor control de sus acciones y liberarse del estrés, al cambiar sus patrones mentales. También de esta manera contagiará a otros con su pensamiento positivo, generando una cadena que ayudará a más personas a sentirse mejor. ***Piense positivamente y su vida será mejor y con menos estrés***.

Son muchos los métodos para liberarse del estrés, que están a su alcance. Puede probar el que le sea de mayor utilidad o utilizarlos todos. Ya que son maneras fáciles y muy efectivas, para que logre mantener el equilibrio de su ser.

Si queremos mejorar nuestra salud de forma integral, disponemos de una variedad de métodos y técnicas que podemos aplicar paulatinamente. Pero antes, es necesario que cambiemos nuestros malos hábitos de vida, por hábitos que nos ayuden de forma positiva.

Al lograr mentalizarse para el cambio y evitar la *"procrastinación"*. Es decir, la postergación de lo que podríamos hacer hoy. Estaremos dando un importante paso al mejoramiento de nuestra calidad de vida, y evitando una multitud de patologías y enfermedades, que están esperando latentes para atormentarnos.

Cuando vaya aplicando lo aprendido en este libro, comience adaptándose poco a poco y a su ritmo, lo importante es comenzar con su plan de mejoramiento. Una vez que su progreso sea mayor, puede adaptar los distintos métodos y rutinas a su condición, ya que todos somos distintos y algunas cosas funcionaran bien para algunos, pero para otros no tanto. No se desanime en el camino hacia el mejoramiento y el progreso, y siga perseverando hasta lograr sus metas y objetivos. Y recuerde que; **"Mente Sana En Cuerpo Sano"**

Estimados lectores, les quiero agradecer de corazón por leer este libro, que está dedicado a todas aquellas personas que buscan una guía, y quieran mejorar su salud en forma integral. Los métodos descritos le permitirán alcanzar su objetivo si sigue en forma metódica y fiel los consejos. Cambiar nuestra vida en forma positiva, requiere de cambiar nuestros malos hábitos, por hábitos que nos entreguen una mejor salud y calidad de vida. Sólo depende de nosotros tomar la decisión del cambio.